针灸经典医籍必读丛书

子午流注针经

金·何若愚 撰

金·阎明广 注

张亚萌 校注

中国健康传媒集团

中国医药科技出版社 ·北京

内 容 提 要

　　《子午流注针经》是现存最早的子午流注针灸专著，成书于公元 1153 年，该内容据《素问》《难经》和金代早期何若愚《流注指微针赋》编著，其中详细介绍了"子午流经纳甲法"的组成和应用，作者为金代中期常山人（今河北正定）阎明广。本次整理以明代叶氏广勤书堂刊本重抄本为底本。该书适合中医临床医生、中医药院校师生阅读使用。

图书在版编目（CIP）数据

　　子午流注针经／（金）何若愚撰；（金）阎明广注；张亚萌校注. —— 北京：中国医药科技出版社，2025.9.
（针灸经典医籍必读丛书）. —— ISBN 978 - 7 - 5214 - 5299 - 0

　　Ⅰ. R245

中国国家版本馆 CIP 数据核字第 2025U8Y349 号

美术编辑　陈君杞
版式设计　南博文化

出版　**中国健康传媒集团** | 中国医药科技出版社
地址　北京市海淀区文慧园北路甲 22 号
邮编　100082
电话　发行：010 - 62227427　邮购：010 - 62236938
网址　www.cmstp.com
规格　880 × 1230mm $\frac{1}{32}$
印张　3 $\frac{3}{8}$
字数　61 千字
版次　2025 年 9 月第 1 版
印次　2025 年 9 月第 1 次印刷
印刷　北京侨友印刷有限公司
经销　全国各地新华书店
书号　ISBN 978 - 7 - 5214 - 5299 - 0
定价　**25.00 元**

获取新书信息、投稿、为图书纠错，请扫码联系我们。

编写说明

  《子午流注针经》是现存最早的子午流注针灸专著，成书于公元 1153 年，该内容据《素问》《难经》和金代早期何若愚《流注指微针赋》编著，其中详细介绍了"子午流注纳甲法"的组成和应用，作者为金代中期常山人（今河北正定）阎明广。子午流注针法理论根源是由何若愚在继承发扬《黄帝内经》《难经》中有关天人相应、气血流注、按时盛衰等理论基础上提出的。旧题为"何若愚撰，阎明广注"，其意实为推崇何若愚的《流注指微针赋》，将之置于《子午流注针经》之首并详加注释之意。

  在注释《流注指微针赋》时，阎明广大量引用《黄帝内经》《难经》的经典原文，以经解经，作为子午流注针法的理论渊源，对子午流注理论原则进行了整体的诠释和论述；其余部分则是阎明广采集诸家关于子午流注针法的论述编次而成，对中医纳甲法理论完善及应用方面起到举足轻重的作用。为使这种针法得以广泛传承，并力求保留《子午流注针经》原貌，特此重新校注此书。

  因《子午流注针经》版本众多，本次根据明代叶氏广勤书堂刊本重抄本为底本，以人民卫生出版社出版的《针灸四书》、天一阁本、《新刊子午流注针经》天正二年本及上海中医学院出版社出版的影印本为校本进行点校，校注说明如下。

1. 校注采用横排形式，对原文加以句读，并加新式标点。

2. 书中的繁体字、异体字、通假字、古今字、俗写字等径改为现代通用简化字，不出注。

3. 对书中明确错字，予以校正，出注说明。

4. 凡据校本或文义改动底本上的文字，包括误字、脱文、衍文、倒文等，均出注说明。

5. 底本与校本有异，而文义均通者，悉从底本，不出注；影响文义者，出注说明，不改底本。

6. 凡属生僻字词、不易理解字词，加注音及注释。

7. 书中凡所涉及鬼神之说，为不影响文义，皆遵原著，未加删减。

由于学术水平所限，不足之处在所难免，还望读者不吝指正。

张亚萌
2025 年 3 月 20 日

子午流注经序①

　　窃以久习医业，好读《难》《素》；辞理精微，妙门隐奥②，古今所难而不易也。是以针刺之理，尤为难解，博而寡要，劳而少功；穷而通之，积有万端之广。近世指病直刺，不务法者多矣③。近有南唐何公④，务法上古⑤，撰《指微论》三卷。探经络之源，顺针刺之理，明荣卫之清浊，别孔穴之部分，然未广传于世。又近于贞元癸酉⑥年间收何公所作《指微针赋》一道，叙其首云："皆按《指微论》中之妙理，先贤秘隐之枢机，复增多事，凡百余门，悉便于讨阅者也。"非得《难》《素》不传之妙，孰能至此哉？广不度荒拙，随其意韵，辄申短说，采摭群经，为之⑦注解。广今复采《难》《素》遗文，贾氏《井荣六十首法》，布经络往还，复针

---

① 子午流注经序：序文原本及各刊本未载，此据《普济方》补入。
② 窃以久习医业……妙门隐奥：此句指阎氏自己学医很久，喜好研读《难经》《素问》，觉得其中语词和意义精细、深奥之意。窃，自谦词。窃以，意为私底下认为。
③ 近世指病直刺，不务法者多矣：指病直刺，意思是病痛在哪个位置就刺在哪里。不务法，指不讲究理法。
④ 何公：尊称何若愚。
⑤ 务法上古：指取法古代。
⑥ 贞元癸酉：贞元，金代海陵王年号；癸酉，为公元1153年，南宋绍兴二十三年。
⑦ 之：此指《流注指微针赋》注，载于卷上。

刺孔穴部分，钤括图形，集成一义，目之曰《流注经络》①《井荣图》②《歌诀》③，续于《赋》后；非显不肖之狂迷，启明何氏之用心，致验于人也。自虑未备其善，更祈明智，乃恳续焉。

常山④阎明广序

① 《流注经络》：指卷上所载的流注经络井荣说和十二经脉内容。
② 《井荣图》：指卷中所载的井荣输经合图，原称"手足井荣六十穴图"，也是所说的"贾氏井荣六十首法"。
③ 《歌诀》：指卷下所载的井荣歌诀，即六十六穴主治内容。
④ 常山：古郡名，今河北正定县。

目录

卷　上

流注指微针赋

（以"针医诀式流注指微"八字为韵）

疾居荣卫，扶救者针。

荣者血也，卫者气也，由肠胃受谷化血气所为也。"上焦出气，以温分肉，而养筋[1]，通腠理；中焦出气如露[2]，上注溪谷，而渗孙脉。津液和调，变化而为血，血和则孙脉先满，乃注络脉，皆盈乃注于经脉，阴阳以张，因息乃行，行有纪纲[3]，周有道理，与天合同，不得休止，切而调之"。调设失度，致生其疾。疾者，百病之总名也。百病之始，皆因风寒暑湿[4]饥饱劳逸而得之，或起于阴，或起于阳，所伤各异，虚实不同。或著孙脉，或著络脉，或著经脉，或著于冲、任脉，或著于

---

① 筋：《灵枢·痈疽》中为"骨节"。
② 露：天一阁本同，《普济方》作"沤"。
③ 纪纲：《灵枢·痈疽》作"经纪"。
④ 湿：原作"温"，据天一阁本及《普济方》改。

肠胃之膜原，邪气浸淫①，不可胜论。

救疾之功，调虚实之要，九针最妙，各有所宜。热在头身，宜镵针；肉分气满，宜员针；脉气虚渺②宜锃针；泻热出血，发泄痼疾③，宜锋针；破痈肿，出脓血，宜铍针；调阴阳，去暴痹，宜员利针；治经络中病痹，宜毫针；痹深居骨解、腰节腠理之间，宜长针；虚风舍④于骨解⑤皮膜⑥之间，宜大针。

观虚实与⑦肥瘦，辨四时之浅深。

经云："虚则补之，实则泻之，不实不虚，以经取之。"若虚实不明，投针有失，圣人所谓实实虚虚；若明此，则无损不足益有余之过。观肥瘦者，用针之法，必先观其形之肥瘦，方明针刺之浅深。若以身中分寸肥与瘦同用，是谓浅深不得，返为大贼也。故肥人刺深，瘦人刺浅，以与本脏所属部分齐平为期，所以无过不及之伤也。

四时者，所以分春夏秋冬⑧之气所在，以时调之也。

---

① 淫：《普济方》同，天一阁本误作"陷"。
② 渺：原作"眇"，天一阁本残缺，据《普济方》改。
③ 痼：原作"固"，天一阁本、《普济方》同，据文义改
④ 舍：《普济方》同，天一阁本作"客"。
⑤ 解：天一阁本残缺，《普济方》作"节"。
⑥ 膜：天一阁本残缺，《普济方》作"肤"。
⑦ 与：《针灸大全》作"于"。
⑧ 春夏秋冬：《普济方》同，天一阁本作"春秋冬夏"。

春气在毫毛，夏气在皮肤，秋气在分肉，冬气在筋骨。经云：春夏刺浅，秋冬刺深，各以其时为则。又肥人宜深刺之①，瘦人宜浅刺之。

取穴之法，但分阴阳而溪谷；
迎随逆顺，须晓气血而升沉。

阴者，阴气也；阳者，阳气也。谓"阳气起于五指之表，阴气起于五指之里"也。"肉之大会为谷，肉之小会为溪。分肉之间，溪谷之会，以行荣卫，以会大气"。"溪谷有三百六十五穴会，亦应一岁"。故取穴之法，分其阴阳表里部分，溪谷远近，同身寸取之。举臂、拱手、直立、偃侧，皆取穴法也。逐穴各有所宜。

经云："迎随者，要知荣卫之流行，经脉之往来也，随其经逆顺而取之。"《灵枢》曰："泻者迎之，补者随之。"若能知迎知随，令气必和，和气之方，必通阴阳升降上下源流。"手之三阴，从脏走至手；手之三阳，从手走至头；足之三阳，从头下至足；足之三阴，从足上走至腹。络脉传注，周流不息。"故"经脉者②，行血气，通阴阳，以荣于身者也。"本论③云：夫欲用迎随之法者，要知经络逆顺浅深之分。诸阳之经行于脉外，诸

---

① 之：原脱，据天一阁本及《普济方》补。
② 者：原脱，据一天阁本及《普济方》补。
③ 本论：指《流注指微论》。

阳之络行于脉内；诸阴之经行于脉内，诸阴之络行于脉外。仍各有所守之分。故知皮毛者，肺之部；肌肉者，脾之本；筋者，肝之合；骨髓者，肾之属；血脉者，心之分。各刺其部，无过其道，是谓大妙。迎而夺之有分寸，随而济①之有浅深。深为太过，能伤诸经；浅为不及，宁②去诸邪？是以足太阳之经，刺得其部，迎而六分，随而一分，足太阳之络，迎而七分，随而二分。手太阳之经，迎而七分，随而二分；手太阳之络，迎而九分，随而四分。手阳明之经，迎而九分，随而四分；手阳明之络，迎而八分，随而三分。足阳明之经，迎而一寸，随而五分；足阳明之络，迎而六分，随而一分。手少阳经，手少阳络，迎而七分，随而二分。足少阳经，迎而八分，随而三分；足少阳络，迎而一寸，随而五分。手太阴经，迎而九分，随而四分；手太阴络，迎而七分，随而二分。足太阴经，迎而一寸，随而五分；足太阴络，迎而八分，随而三分。手少阴经，迎而七分，随而二分；手少阴络，迎而六分，随而一分。足少阴经，迎而六分，随而一分；足少阴络，迎而一寸，随而五分。手厥阴经，迎而七分，随而二分；手厥阴络，迎而六分，随而一分。足厥阴经，迎而八分，随而三分；足厥阴

---

① 济：原作"脐"，据天一阁本及《普济方》改。
② 宁：天一阁本同，《普济方》作"安"。

络，迎而九分，随而四分。斯皆经络相合，补生泻成不过一寸①。针入贵速，既入徐进；针出贵缓，急则多伤。明须慎之，勿为殆事。男子左泻右补，女子右泻左补，转针迎随，补泻之道，明于此矣。

原夫《指微论》中，赜义成赋。
知本时之气开，说经络之流注。

《指微论》三卷，亦是何公所作。探经络之赜，原针刺之理，明荣卫之清浊，别孔穴之部分，然未广传于世。今于论内自取其②义，以成此赋。

本论云：流者，行也；注者，住也。流谓③气血之流行④也，一呼脉行三寸，一吸脉行三寸，呼吸定息，脉行六寸，如流水走蚁，涓涓不息，不可暂止。又云：流而为荣卫，彰而为颜色，发而为音声。速则生热，迟则生寒；结而为瘤赘，陷而为痈疽。故知流者不可止，若人误中，则有颠倒昏闷之疾。又云：注者，住也。谓十二经络各至本时，皆有虚实邪正之气，注于所括之穴。所谓得时谓之开，失时谓之阖。气开当补泻，气闭忌针刺。圣人深虑此者，恐人劳而无功，岂可昧气开流

---

① 寸：原脱，据天一阁本及《普济方》补。
② 其：原脱，天一阁本同，据《普济方》补。
③ 谓：原作"为"，据天一阁本及《普济方》改。
④ 流行：原作"行流"，天一阁本同，据《普济方》改。

注之道哉？其气开注穴之法，七韵中说之矣①。

每披文而参其法，篇篇之誓②审存；
覆③经而察其言，字字之功④明谕。
疑隐皆知，虚实总附。

夫披文覆经者，学人之不惰⑤也。既穷其理，赜其义，知其根，得其源，以见圣人之心乎！观何公作流注之赋，玄辞妙语⑥。可谓达理，非是自炫⑦也。

移疼住痛如有神，针下获安；
暴疾沉疴至危笃，刺之勿误。

得其针刺之要，移疼住痛，获效如神。
沉疴久病，虚弱之人，忽暴感疾于荣卫，传于脏腑，其病必危笃而沉重也。明者⑧是时深虑损益，慎勿轻忽，自恃聪俊，当须察其何经所苦，补泻针刺，去之勿误也。

---

① 七韵中说之矣：原作"七韵中说多"，天一阁本同，据《普济方》改。"七韵"指下卷所载七言叶韵。
② 誓：《针灸大全》作"旨"。
③ 覆：《针灸大全》作"复按"二字。
④ 功：原脱，据《针灸大全》补。
⑤ 惰：原作"情"，据天一阁本改。
⑥ 语：原作"话"，据《普济方》改。
⑦ 炫：原作"䏝"，据《普济方》改。
⑧ 者：原作"上"，天一阁本同，据《普济方》改。

详夫阴日血引，值阳气流。

贾氏云：阳日气先脉外，血后脉内；阴日血先脉外，气后脉内。交贯而行于五脏五腑之中，各注井荥俞经合五穴，共五十穴。惟三焦受十经血气，次传包络，又各注五穴，通前十二经，共六十穴，才合得《十六难》内六十首也。越人言：三部九候，各有头首也。及《素问》言六十首，今世不传。既言不传，其文不载六十首字也。圣人留此六十首法①，故令后人穿凿也。余有所过为原②六穴，即便是阴阳之二气出入门户也。则阳脉出行二十五度，阴脉③入行二十五度，则皆会此六穴中出入也。其五脏五腑收血化精合处，便是逐经原气也。其余精者，助其三焦，受十经精气，则以养心包络，始十二经血气遍行也。如一经精气不足，则使成病也。至令④诸经失时，又更引毒气遍行，所流到处，即各见本经脉候，或大或小，或浮或沉，病人或寒或热，或轻或重⑤，因证取之耳⑥。

---

① 圣人留此六十首法：句前原有"故"字，据文义删。
② 原：原无，据天一阁本及《普济方》补
③ 脉：原无，据天一阁本及《普济方》补。
④ 令：原"今"，据天一阁本及《普济方》改。
⑤ 重：原作"暖"，据天一阁本及《普济方》改。
⑥ 因证取之耳：原作"所治之取耳"，天一阁本同，据《普济方》改。

口温针暖，牢濡深求①。

凡下针，先须口内温针令暖，不惟滑利而少痛，亦借己之和气，与患者荣卫无寒暖之争，便得相从；若不先温针暖，寒温交争，而成疮者多矣。

经云：实之与虚者，牢濡之意，气来实牢者为得，濡虚者为失。凡欲行其补泻，即详五脏之脉。及所刺穴中，如气来实牢者可泻之，虚濡者可补之也。

诸经十二作数，络脉十五为周。

手足各有三阴三阳之脉，合为十二经脉。每一经各有一络脉，余有阳跷之络，阴跷之络，脾之大络，合为十五络脉。周者，谓十二经、十五络二十七气，周流于身者也。

阴俞六十脏主，阳穴七〇二②腑收。

脏谓③五脏肝心脾肺肾，并心包之脉，合之有六，并兼四形脏也。俞谓井荥俞④经合，非背俞也。然井荥

---

① 口温针暖。牢濡深求：《针灸大全》作"口温针，阳日气引，逢阴血，暖寒濡，深求"。
② 七〇二：天一阁本同，《普济方》作"七十二"，《针灸大全》作"七十"。
③ 谓：原作"为"，据天一阁本及《普济方》改。
④ 俞：原脱，诸本同，据文义补。

俞经合者，肝之井，大①敦穴也；荥，行间穴也；俞，太冲穴也；经，中封穴也；合，曲泉穴也。心之井②，少冲穴也；荥，少府穴也；俞，神门穴也；经，灵道穴也；合，少海穴也。脾之井，隐白穴也；荥，大都穴也；俞，太白穴也；经，商丘穴也；合，阴陵泉③穴也。肺之井，少商穴也；荥，鱼际穴也；俞，太渊穴也；经，经渠穴也；合，尺泽穴也。肾之井，涌泉穴也；荥，然谷穴也；俞，太溪穴也；经，复溜穴也；合，阴谷穴也。心包之井，中冲穴也；荥，劳宫穴也；俞，大陵穴也；经，间使穴也；合，曲泽穴也。五脏之俞，各有五，则五五二十五俞，并④心包络五俞，共三十，以左右见言之，六十俞穴也。

腑谓六腑，非兼九形腑也。穴，俞穴也，亦谓井荥俞原经合也。肝之腑胆，胆之井者，窍阴穴也；荥，侠溪穴也；俞，临泣穴也；原，丘墟穴也；经，阳辅穴也；合，阳陵泉穴也。心之腑小肠，小肠之井者，少泽穴也；荥，前谷穴也；俞，后溪穴也；原，腕骨穴也；经，阳谷穴也；合，小海穴也。脾之腑胃，胃之井者，厉兑穴也；荥，内庭穴也；俞，陷谷穴也；原，冲阳穴也；

---

① 大：原作"火"，形近而误，据文义改。
② 心之井：此后原有"者"字，据文义删。
③ 阴陵泉：原作"阴陵"，据天一阁本及《普济方》补"泉"字。
④ 并：原作"井"，天一阁本同，据《普济方》改。

经，解溪穴也；合，三里穴也。肺之腑大肠，大肠之井者，商阳穴也；荥，二间穴也；俞，三间穴也；原，合谷穴也；经，阳溪穴也；合，曲池穴也。肾之腑膀胱，膀胱之井者，至阴穴也；荥，通谷穴也；俞，束骨穴也；原，京骨穴也；经，昆仑穴也；合，委中穴也。心包之腑三焦，三焦之井者，关冲穴也；荥，液门穴也；俞，中渚穴也；原，阳池穴也；经，支沟穴也；合，天井穴也。如是六腑之俞各有六，则六六三十六俞，以左右脉共言之，则七十有二俞穴也。取穴部分，见于《井荥图》备说。

刺阳经者，可卧针而取；
夺血络者①，先俾指而柔。

　　卫者属阳，皮毛之分，当卧针而刺之，若深刺伤阴分，伤荣气也。
　　夺血络者，取荣气也。荣气者，经隧也。《灵枢》曰：经隧者，五脏六腑之大络也，故言血络。凡刺之者，先以左手捻按所刺之穴，候指下气散，方可下针，取荣家之气，不能损卫气也。经云：刺荣无伤卫，刺卫无伤荣也。

---

① 者：原作"阳"，据天一阁本及《普济方》改。

呼为迎而吸作补，逆为鬼而从何忧①。

　　泻者迎之，补者随之，有余则泻，不足则补。泻者，吸则内针，无令气忤，静以久留，无令邪②布，候③呼尽乃去，大气皆出，是④名曰泻。补者，扪而循之，切⑤而散之，推而按之，弹而努之，抓而下之，外引其门，以闭其神，呼尽内针，静以久留，以气至为故，候吸引针，气不得出，各在其处，推阖其门，令神气存，大气留止，故名曰补。善治者，察其所痛，以知病有余不足，当补则补，当泻则泻，无逆天时，是谓至治之妙。

　　逆者，谓当刺之日，与病五行相刑递为鬼贼，而不顺也。从者，五脏之气与日相和，而不相侵凌也。凡刺之理，当择吉日，与本病之脏腑各无侵凌刑制，下针顺从，而何忧哉？

淹疾延患，著灸艾之由⑥。

　　若病有久淹，因寒而得，或阴证多寒，或是风寒湿

---

① "呼为迎……从何忧"句：《针灸大全》作"逆为迎而顺为随，呼则泻而吸则补"，与韵律不协。

② 邪：原作"斜"，天一阁本同，据《普济方》改。

③ 候：原作"后"，天一阁本同，据《普济方》改。

④ 是：原作"呼"，天一阁本同，据《普济方》改。

⑤ 切：原作"却"，天一阁本同，据《普济方》改。

⑥ "淹疾……之由"句：《针灸大全》在此句前有"浅恙新疴，用针之因"八字。

痹脚气之病，或者上实下虚厥逆之疾，男子劳[1]伤，女子血气之属，并可用灸。亦有不可灸者，近髓之穴，阳证之病，不可灸也。

烦躁[2]药饵而难拯必取八会。

躁烦热盛在于内者，宜取八会之气穴[3]也。谓腑会太仓中脘穴，脏会季胁章门穴，筋会阳陵泉穴，髓会绝骨穴，血会膈俞穴，骨会大杼穴，脉会太渊穴，气会三焦膻中穴，此是八会穴也。

痈肿奇经而畜邪，歼先由砭瘳。

经云：病人脉隆[4]盛，入于八脉而不环周，十二经亦不能拘之，其受邪气蓄积肿热，宜砭刺出血。古者以砭石为针，《山海经》曰：高氏之山，有石如玉，可以为针。即砭石也。今人以铍[5]针代之也。

况乎甲胆乙肝，丁心[6]壬水。

甲胆乙肝者，谓五脏五腑，拘之十干，阳干主腑，

---

① 劳：原作"荣"，据天一阁本及《普济方》改。
② 躁：原作"燥"，据上下文义改。
③ 穴：原作"血"，据天一阁本及《普济方》改。
④ 隆：原作"降"，天一阁本同，据《普济方》改。
⑤ 铍：原作"破"，据天一阁本改，《普济方》作"披"。
⑥ 丁心：《针灸大全》作"丁火"。

阴干主脏。故《天元册》^①又曰：胆甲，肝乙，小肠丙，心丁，胃戊，脾己，大肠庚，肺辛，膀胱壬，肾癸。五脏五腑，收血化精合处，便是^②三焦包络二经元^③气也，合为^④十二经遍行也。贾氏各分头首，十日一终，运行十干，皆以五子建元日时为头也。

生我者号母，我生者名子。

夫五行者，在人为五脏，注穴为井荥俞经合。相合为夫妻，我克者为七传，克我者为鬼贼，我生者为子，生我者为母也。

春井夏荥乃邪在，秋经冬合乃刺矣。

此言逐四时取井荥之法也。假令春木旺刺井，夏火旺刺荥，季夏土旺刺俞，秋金旺刺经，冬水旺刺合，四时刺法^⑤，依此推之，以泻逐时所胜之邪毒者也。圣人所谓因其时而取之^⑥，以泻邪气出也。

----

① 册：原误作"拇"，据天一阁本及《普济方》改正。
② 是：原脱，据天一阁本及《普济方》补。
③ 元：原作"九"，天一阁本同，据《普济方》改。
④ 为：原脱，据天一阁本及《普济方》补。
⑤ 法：原作"决"，据天一阁本及《普济方》改。
⑥ 之：原脱，据天一阁本及《普济方》补。

犯禁忌而病复，用日衰而难已。

　　禁忌者，非惟人神所在也；谓大饥大渴，大寒大热，大饱大醉，大虚大竭，大劳大困，皆为针家之禁忌。若虚实不分，浅深不及，犯触人神，颠倒四时，其病愈而必复，切须诫之。

　　本论云：病于当日之下，受①五行之刑制者，其病刺而难愈也。谓心病遇癸日②，肝病遇辛日，脾病遇乙日，肺病遇丁日，肾病遇己日，小肠病遇壬日，大肠病遇丙日，胃病③遇甲日，胆病④遇庚日，膀胱病⑤遇戊日，斯皆本脏正气遇日下受制而气衰，刺病难愈故也。

孙络在于肉分，血行出于支里。

　　孙络，小络也，谓络之支别也，行于分肉之间：有血留止，刺而去之，无问脉之所会。

闷昏针运⑥，经虚补络须然；
疼⑦实痒虚，泻子随母要指。

　　本论云：若学人深明气血往来，取穴部分不差，补

---

① 受：原作"灸"，天一阁本同，据《普济方》改。
② 癸日：原作"庚日"，天一阁本及《普济方》并同，据文义改。
③④⑤ 病：诸本均脱，据文义补。
⑥ 运：《针灸大全》作"晕"。
⑦ 疼：《针灸大全》作"痛"。

泻得宜，必无针运昏倒之疾；或忽忙之际，畏刺之人，多感此伤，壮者气行自已，怯者当速救疗。假令针肝经感气运，以补肝经合曲泉穴之络；假令针肝络血运，以补本经曲泉穴之经，针入复苏，效如起死，他皆仿此。

病之虚实者，痒则为虚，痛者①为实。刺法云：虚则补其母，实则泻其子。假令肝脏实，泻肝之荣行间穴，属火是子；肝脏虚，补肝之合曲泉穴，属水是母。凡刺只取本经井荣俞经合五行子母补泻，此乃大要也。

想夫先贤迅效，无出于针；
今人愈疾，岂离于医。

古之治疾，特论针石，《素问》先论刺，后论脉；《难经》先论脉，后论刺。刺之与脉，不可偏废。昔之越人起死，华佗愈躄②，非有神哉，皆此法也。离圣久远，后学难精，所以针之玄妙，罕闻于世。今时有疾，多求医命药，用针者寡矣。

徐文伯泻孕于苑内，斯由甚速；
范九思疗咽于江夏，闻见言希。

昔宋太子性善医书，出苑见一有孕妇人，太子自为

---

① 痛者：天一阁本同，《普济方》作"疼则"。
② 躄：原作"臂"，天一阁本残缺，据《普济方》改。

诊之，是一女。令徐文伯亦诊之，乃一男一女。太子性急，欲剖腹视之。文伯曰①自请针之令落，于是泻足三阴交，补手阳明合谷，胎应针而落，果如文伯之言也。

传曰：嘉祐中有太傅程公，守任②于江夏，因母之暴患咽中有痈，卒然而长，塞气不通，命医者止可用药治之，勿施针以损③之。医曰：咽中气尚不通，岂能用药，药④即下之，岂能卒效，故众医不敢措治。寻有医博范九思云：有药须用未⑤使新笔点之，痈疽即便差。公遂取新笔与之，九思乃以点药上痈，药到则有紫血顿出，渐气通而差。公曰：此达神圣之妙矣。公命九思饮，而求其方。九思大笑曰：其患是热毒结于喉中，塞之，气不宣通，病以危甚。公坚执只可用药，不可用针，若从公意，则必误命；若不从公意，固不能施治。九思当日，曾以小针藏于笔头中，妄以点药，乃针开其痈而效也，若非如此，何如紫血顿下也？公方省而叹曰：针有劫病之功，验于今日。古人云：为将不察士卒之能否，则不能⑥决胜；为医不察药性之主治，则不能便差。又将无深①谋远虑，则无必胜；医无先②机远见，治无必效也。

大抵古今遗迹，后世皆师。

昔圣人留轨范，使后人仿学，不可独强也。况于针术，隐奥难究，妙门出乎其类者，今之世谁能之？故圣人云：不可不遵先圣遗文也。

王纂针魅而立康，獭从被出③；
秋夫疗鬼而获效，魂免伤悲。

传曰：王纂少习医方，尤精针石，远近知名，嘉祐中县人张方女④，因暮宿于广陵庙中，下有一物，假作其婿，因被魅感而病。纂为治之针，有一祟从⑤女被中走出，而病愈矣。

昔宋徐熙，字秋夫，善医方。为射阳令，常闻鬼神吟呻甚凄苦。秋夫曰：汝是鬼，何须知此？答曰：我患腰痛死，虽为鬼，痛苦尚不可忍，闻君善医，愿相救济。秋夫曰：吾闻鬼无形，何由措置？鬼云：缚草作人，

---

① 深：原作"卒"，天一阁本同，据《普济方》改。
② 先，原作"卒"，天一阁本同，据《普济方》改。
③ 被：《针灸大全》作"彼"。
④ 女：原作"文"，天一阁本同，据《普济方》改。
⑤ 祟从：原脱，据天一阁本及《普济方》补。

子依之，但取孔穴针之。秋夫如其言，为针腰俞二穴，肩井二穴，设祭而埋之。明日见一人来谢曰：蒙君医疗，复①为设祭，病今已愈，感惠实深。忽然不见。公曰：夫鬼为阴物，病由告医，医既愈矣，尚能感激，况于人乎？鬼姓斛名斯。

既而感指幽微，用针直诀。

此皆《指微论》中，用针幽微之直诀也②。

窍齐于筋骨、皮肉刺要；
痛察于久新，腑脏寒热③。

窍者，穴也；齐者，浅深之宜也。经曰：刺皮无伤骨，刺骨无伤髓。病有浮沉，刺有浅深，各至其理，无过其道。过则伤，不及则生外壅④，壅⑤则邪从之。浅深不得，反为大贼，内动五脏，故生大病。

痛者，病也。夫人病有久新，脏病腑病，寒热虚实，宜细详审调。针⑥形短长锋类不等，穷其补泻，各随病所宜用之。

---

① 复：原脱，据天一阁本及《普济方》补。
② 直：《针灸大全》做"真"。
③ "窍齐于……腑脏寒热"句：《针灸大全》作"孔窍详于筋骨肉分，刺要察于久新寒热"，与注文不相应。
④⑤ 壅：原脱，据天一阁本及《普济方》补。
⑥ 针：此上原有"设"字，天一阁本同，据《普济方》删。

接气通经，短长依法；

里外之绝，羸盈必别。

本论云：夫欲取偏枯久患①荣卫诸病，多是愈而复作者，由气不接而经不通流，虽有暂时之快，客气胜真，病当未愈也。当此乃上接而下引。呼吸多少，经脉长短，各有定数立法。手三阳接而九呼，过经四寸；手三阴接而七呼，过经五寸；足之三阳接而一十四呼，过经四寸；足之三阴接而一十二呼，过经五寸。重者倍之，吸亦同数，此接气通经，呼吸长短之法也。

夫五脏内外者，谓心肺在膈上，通于天气也。心主于脉，肺主于气，外华荣于皮肤，故言外也。肾肝在下，通于地气，以藏精血，实于骨髓。心肺外绝，则皮聚毛落，肾肝内绝，则骨痿筋缓。其时学者，不能别里外虚实，致使针药误投，所以实实虚虚，损不足益有余，如此死者，医杀之耳。

勿刺大劳，使人气乱而神隳②；

慎妄呼吸，防他针昏而闭血。

《禁刺论》曰：无刺大劳人，劳则喘息汗出，里外

---

① 患：原作"者"，据天一阁本及《普济方》改。

② 隳（huī，灰）：意为毁败。

皆越，故气耗乱，神躁散也。

呼吸者，使阴阳气行流上下，经历五脏六腑。若针刺妄行呼吸，阴阳交错，则针昏闭血，气不行也。

又以常寻古义，由有藏机。
遇高贤真趣，则超然得悟；
逢达人示教，则表我扶危。

先贤之书，文理幽深，隐义难穷；或字中隐义，或假令一隅，妙要难穷。遇高达之士，方得其趣，不①可穿凿。

男女气脉，行分时合度；
养子时刻②，注穴必须依③。

本论云：夫男女老幼，气候不同，春夏秋冬，寒暑各异。春气生而脉气缓，夏暑热而脉行速，秋气燥而脉行急，冬气寒而脉凝涩。小儿之脉应春，壮年之脉应夏，四十以上如秋，六十以后如冬。其病有寒热，脉有迟速，一一参详，不可一概与天同度矣。《难经》云：

---

① 不：原作"使"，天一阁本同，据《普济方》改。
② 刻：原作"克"，天一阁本同，《普济方》作"尅"。《针灸大全》作"刻"，据改。注文同改。
③ "男女气脉……必须依"句：本段以"微"为韵，但未出微字。《针灸大全》脱"必"字。

一呼脉行三寸，一吸脉行三寸者，平人脉法也。微抱病之人皆失天之度，地之纪，脉之用，不可与平人脉相合也。其诊取法：当以一息五至为与天同度；不及应春，不及应冬，太过应秋，太过应夏。应春冬者，宜留针待气至；应秋夏者，呼吸数毕便宜去针，此之谓也。

养子时刻注穴者，谓逐时干旺气注脏腑井荥之法也。每一时辰，相生养子五度，各注井荥俞经合五穴；昼夜十二时，气血行过六十俞穴也。每一穴血气分得一刻六十分六厘六毫六丝六忽六秒[1]，此是一穴之数也。六十穴[2]共成百刻。要求日下井荥。用五子建元日时取之。假令甲日甲戌时，胆统气初出窍阴穴为井木；流至小肠为荥火，气过前谷穴；注至胃为输土，气过陷谷穴，并过本原丘墟穴。但是六腑各有一原穴，则不系属井荥相生之法，即是阴阳二气出入门户也。行至大肠为经金，气过阳溪穴；所入膀胱为合水，气入委中穴而[3]终。此是甲戌时木火土金水相生五度，一时辰流注五穴毕也，他皆仿此。

---

① 秒：原作"眇"，天一阁本同，《普济方》作"抄"，据文义改。
② 穴：原作"六"，据天一阁本及《普济方》改。
③ 而：原脱，天一阁本同，据《普济方》补。

今详定疗病之仪①，神针法式。广搜《难》《素》之秘密②文辞，深考诸家之肘函妙臆，故称泸江流注之指微，以为后学之规则。

流注经络井荣图说③

夫流注者，为刺法之深源，作针术之大要，是故流者，行也；注者，住也。盖流者要知经脉之行流也；注者谓十二经脉各至本时，皆有虚实邪正之气，注于所括之穴也。夫得时谓之开，失时谓之阖。夫开者，针之必除其病；阖者，刺之难愈其疾，可不明兹二者乎④？况⑤经气内干五脏，外应支节，针刺之道，经（络）为始。若识经脉，则知行气部分、脉之短长、血气多少、行之逆顺，祛逐有过，补虚泻实，则万举万痊。若夫经脉之源而不知，邪气所在而不辨，往往病在阳明，反攻少阴；疾在厥阴，却和太阳；遂致贼邪未除，本气受弊，以此推之，经脉之理不可不通也。昔圣人深虑

---

① 仪：天一阁本同，《普济方》作"宜"。
② 密：原作"蜜"，据天一阁本及《普济方》改。
③ 说：原脱，目录中原作"记"，均据天一阁本改。
④ 乎：原脱，天一阁本同，据《普济方》补。
⑤ 况：此后原有"乎"字，天一阁本同，当系上而衍，据《普济方》删。

此者，恐后人劳而少功也。广因闲暇之际，爰取前经，以披①旧典，缘柯摘叶，采摭精华。以明流注之幽微，庶免讨寻之倦怠。不揆荒拙②，列图于后。凡我同声之友③，见其违阙，改而正之，庶行之久远而无弊焉④，不亦宜乎？

平人气象论经隧周环图

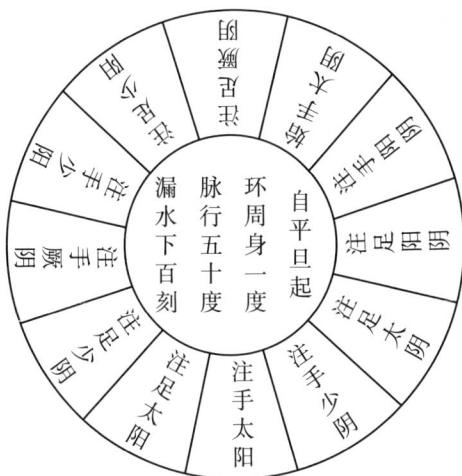

① 披：天一阁本同，《普济方》作"按"。
② 拙：原作"掘"，据天一阁本及《普济方》改。
③ 友：原作"者"，依文义改正。《诗经·小雅》："嘤其鸣矣，求其友声。"
④ 庶行之久远而无弊焉：原脱，天一阁本同。据《普济方》补。

经脉气血总说①

经脉一周于身内，长一十六丈二尺。人一呼脉行三寸，一吸脉行三寸，呼吸定息，脉行六寸，计二百七十定息，气可环周。然尽五十，荣卫以一万三千五百息，则气脉都行八百一十丈，如是则应天常度，脉气无不及太过，气象平调，故曰平人也。

凡刺之理，经脉为始。经脉者，所以能决死生，处百病，调虚实，不可不通也。

夫经气者，内干②五脏，而外络支节。其浮气不循经者，为卫气；精专行于经隧③者，为荣气。阴阳相随，外内相贯，如环之无端。常以平旦为纪，其脉始从中焦手太阴出，注于手阳明，上行注足阳明，下行至跗上，注大趾间，与足太阴合。上行抵脾，从脾注心，中循手少阴，出腋下臂，注小指，合手太阳；上行乘腋④出颐内，注目内眦，上巅下项，合足太阳；循脊下尻，下行注小指之端，循足心注足少阴，上行注肾注心，外散于胸中，循手心主脉，出腋⑤下臂，入两筋之间，入掌中，出中指之端，还注小指次指之端，合手少阳，上

———————————————

① 经脉气血总说：原无，据目录补。
② 干：此前原有"肝"字，据天一阁本及《普济方》删。
③ 经隧：原作"经阳"，天一阁本同，据《普济方》改。
④⑤ 腋：原作"液"，据天一阁本及《普济方》改。

行注膻中，散于三焦，从三焦注胆，出胁，注足少阳；下行至跗上，复从跗注大趾间，合足厥阴，上行至肝，从肝上注肺中，复出于手太阴。此荣气之行也，逆顺之常。荣气之行，常循其经。周身之度，一十六丈二尺，一日一夜行八百一十丈，计五十度，周于身。卫气则不循其经焉。昼则行阳，夜行于阴，行阳者行诸经，行阴者行诸脏。凡刺之道，须卫气所在，然后迎随，以明补泻，此之谓也。

手太阴肺经（肺脉起于中焦注大肠经络图说[1]）

手太阴肺之脉，起于中焦（在胃中脘），下络大肠，环循胃口（胃口谓贲门也），上膈，属肺，从肺系横出腋下，下循臑内（女列切，臂肘也），行少阴心主之前，下肘中（尺泽穴也），循臂内上骨下廉（直大指曰上骨，内谓内侧），入寸口（经渠穴也），上鱼，循鱼际（鱼际穴也，自[2]大指本节后内侧），出大指之端（谓出少商穴也）。其支者，从腕后直出次指内廉，出其端。

手太阴少血多气。《难经》云：脉有是动，有所生病。是动者，气也；所生病者，血也。邪在气，气为是动；邪在血，血为所生病。是动则病，肺胀满，膨膨而喘咳，缺盆中痛，甚则交两手而瞀，是为臂厥。主肺所生病者，咳

---

[1] 肺脉起于中焦注大肠经络图说：此处原脱。目录中脱"络图说"三字，现据前后文补。

[2] 自：原作"有"，据天一阁本改。

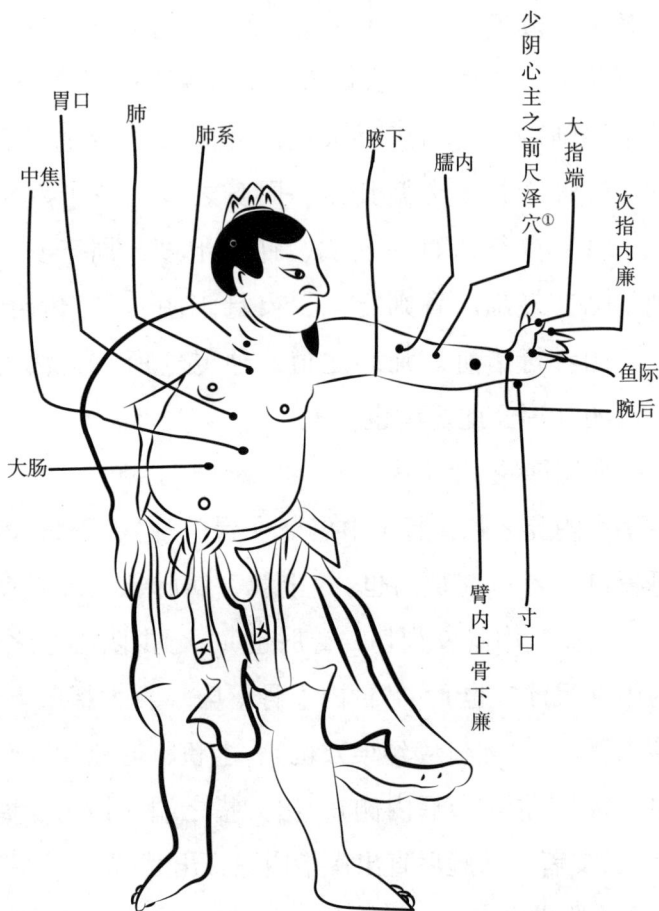

肺脉起于中焦出于大指之端注大肠经

嗽上气，喘喝，烦心，胸满②，臑③臂内前廉痛，掌中热。

气盛有余，则肩背痛，风汗出中风，小便数而欠；气虚则

---

① 少阴心主之前尺泽穴：原作"阴心王之前则穴"，据天正二年本改。

② 满：原作"前"，据天一阁本改。

③ 臑：原作"濡"，据天一阁本改。

肩背痛、寒，少气，不足①叹息，溺色变，卒遗矢无度。

手阳明大肠经（大肠脉注胃经络图说②）

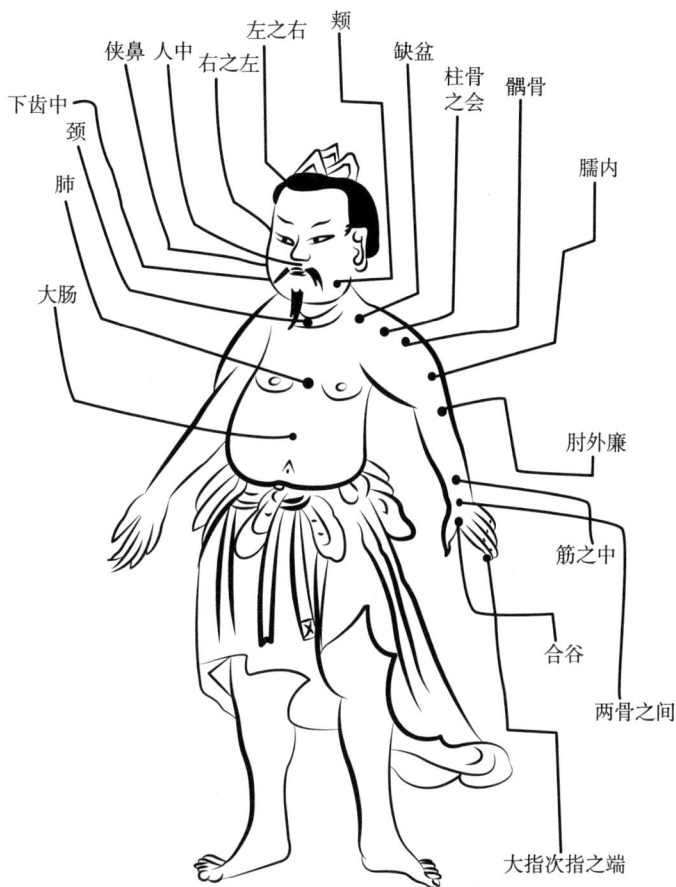

下齿中　颈　肺　大肠　侠鼻　人中　右之左　左之右　颊　缺盆　柱骨之会　髃骨　臑内　肘外廉　筋之中　合谷　两骨之间　大指次指之端

大肠脉起于大指之端入挟于鼻孔注胃经

---

① 足：原作"是"，据天正二年本改。

② 大肠脉注胃经络图说：原脱，据目录补。

卷　上　27

手阳明大肠之脉，起于大指次指之端外侧（商阳穴也），循指上廉，出合谷两骨之间，上入两筋之中，循臂上廉（循阳溪穴也），入肘外廉（曲池穴也），上循臑外前廉，上肩，出髃骨之前廉（髃骨谓肩髃之骨，乃肩端也），上出柱骨之会上（柱骨、肩井二穴），下入缺盆（缺盆二穴，在肩横骨陷中），络肺，下膈，属大肠。其支者，从缺盆直而上颈（颈，头茎也），贯颊，入下齿中，环出挟口，交人中（水沟穴也）。左之右，右之左，上挟鼻孔。

手阳明多血多气。是动则病：齿痛颐肿，主津所生病者，目黄，口干，鼻衄，喉痹，肩前臑痛，大指次指痛不用也。

足阳明胃经（胃脉注牌经络图说[①]）

足阳明胃之脉，起于鼻，交頞中（鼻茎中也，两目之间鼻吻深处谓之頞中）。旁约太阳之脉，下循鼻外，入上齿中，还出挟口，环唇，下交承浆（足太阳起于承浆穴名也，在颐前唇下，宛宛中）。却循颐[②]后下廉（头项也），出大迎（大迎之穴，在曲颔前同身寸之一寸二分陷中动脉），循颊车（颊车谓颊之牙车也，言足阳明脉，循出颊车而行，故颊车穴在耳下曲颊之端陷中），上耳前，

---

① 胃脉注牌经络图说：原脱，据目录补。
② 颐：原作"头项"，据《铜人》改。

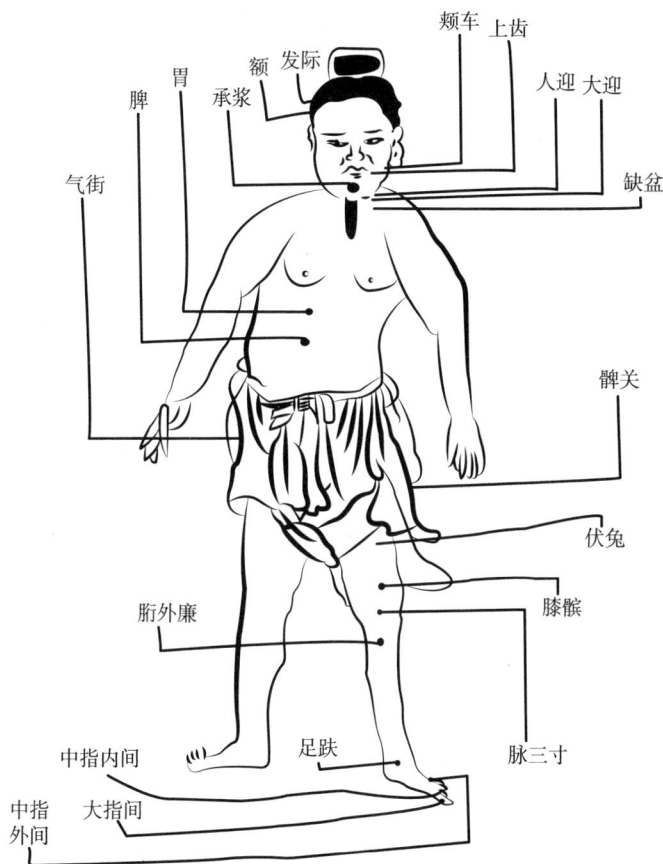

胃脉起于鼻交入大指间出其端注脾经

过客主人（在耳前起骨，开口有空处），循发际，至额颅。其支者，从大迎前下人迎（在结候两旁大脉动应手是也），循喉咙，入缺盆（见手阳明），下膈，属胃，络脾。其直者，从缺盆下乳内廉，下挟脐，入气街中（一名气冲）。其支者，起胃下口，循腹里，下至气街中而合。

以下髀关，抵伏兔，下入膝髌中，下循胻外廉，下足跗，入中趾内间。其支者，下膝三寸而别（三里穴也），以下入中指外间。其支者，别跗上，入大趾间，出其端（厉兑穴）也。

足阳明多气多血。是动则病，（洒洒悽悽①）然振寒，善伸，数欠，颜黑，病至则恶人与火，闻木声则惕②然而惊，心欲动，欲独闭户塞牖而处，甚则欲上高而歌，弃衣而走，贲响腹胀，是为骭厥（本经原缺，据《普济方》节补）。是主血所生病者，狂③，疟，温④淫⑤，汗出，鼻衄，口㖞，唇斜⑥，颈肿，喉痹，大⑦腹水肿，膝髌肿痛，循膺⑧、乳、街、股⑨、伏兔、胻外廉、足跗上皆痛，中指不用。气盛则身以前皆热，其有⑩余于胃，则消谷善饥，溺色黄；气不足，则身以前皆寒栗⑪，胃中寒，则胀满。

---

① 悽悽：原作"□病"，据《铜人》改。
② 惕：原作"扬"，据《铜人》改。
③ 狂：原脱，据《铜人》补。
④ 温：原作"湿"，据《铜人》改。
⑤ 淫：原脱，据《铜人》补。
⑥ 斜：原作"胗"，据天正二年本改。
⑦ 大：原脱，据《铜人》补。
⑧ 膺：原作"臂"，据《铜人》改。
⑨ 街、股：原脱，据《铜人》补。
⑩ 其有：原脱，据《铜人》补。
⑪ 栗：原作"束"，据《灵枢》改。

足太阴脾经 （脾脉注心中注心经络图说①）

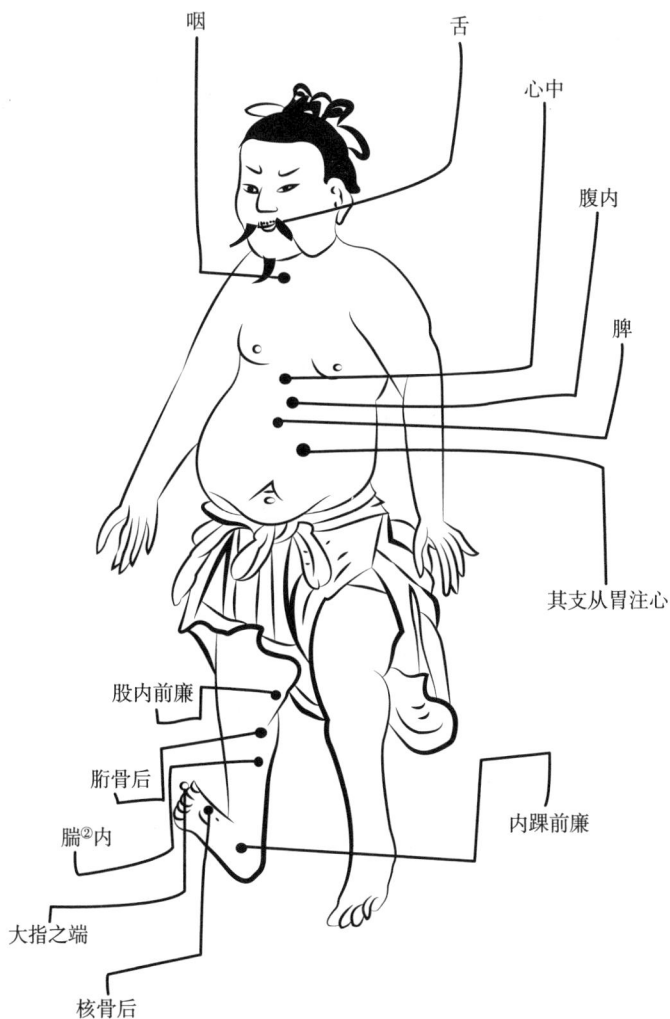

咽　　　　　　　舌

心中

腹内

脾

其支从胃注心

股内前廉

胻骨后

内踝前廉

腨②内

大指之端

核骨后

脾脉起于大指之端注于心中注心经

---

① 脾脉注心中注心经络图说：原脱，据目录补。

② 腨：原作"端"，据文义改。

足太阴脾之脉，起于大趾之端，循趾内侧（隐白穴也）白肉际，过核骨后（太白穴之后也），上内踝前廉（商丘穴也），上腨①内（鱼腹也），循胻骨后，交出厥阴之前，上循膝股内前廉（阴陵泉也），入腹，属脾，络胃，上膈，挟咽，连舌本（舌根系也），散舌下。其支者，复从胃别上膈，注心中。

足太阴少血多气。是动则病，舌本强，食则吐，胃脘痛，腹胀善噫，得后出与气，则快然如衰②，身体皆重。是主脾所生病者，舌本痛，体不能动摇，食不下，烦心，心下急痛，寒疟，溏瘕泄，水闭③，黄疸，不能卧，强立股膝内肿、厥，足大趾不用也。

手少阴心经（心脉注小肠经络图说④）

手少阴心之脉，起于心中，出属心系，下膈，络小肠。其支者，从心系，上挟咽，系目系［一本作循（胸胃）出胁］。其直者，复从心系却上肺，上⑤出腋下，下循臑内后廉，行太阴、心主之后，下肘内廉（少海穴也），循臂内后廉，抵掌后兑⑥骨之端（神门穴也）。入掌内后廉，循小指之内出其端（少冲穴也）。

———————————

① 腨：原作"臑"，据天正二年本改。
② 衰：原作"衷"，据《铜人》改。
③ 闭：原作"下"，据《铜人》改。
④ 心脉注小肠经络图说：原脱，据目录补。
⑤ 上：原作"下"，据天正二年本改。
⑥ 兑：通"锐"。

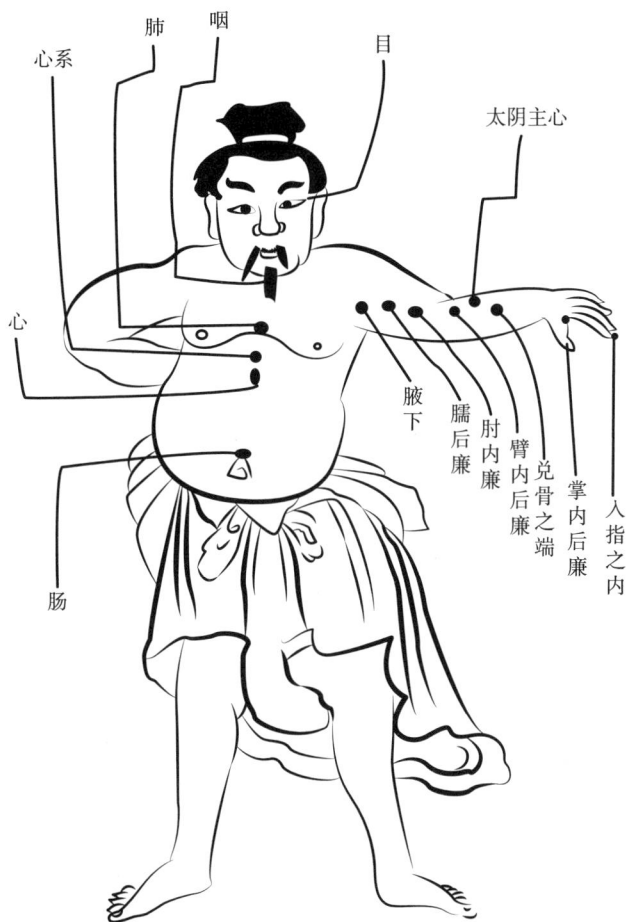

心脉起于心中入掌内循小指注小肠经

手少阴少血多气。是动则病，嗌干心痛，渴而欲饮，为臂厥。主心所生病者，目黄，胁痛，臑臂内后廉痛厥①，掌中热也。

———————————

① 痛厥：原脱，天一阁本同，据《灵枢》补。

手太阳小肠经 （小肠脉注膀胱经络图说①）

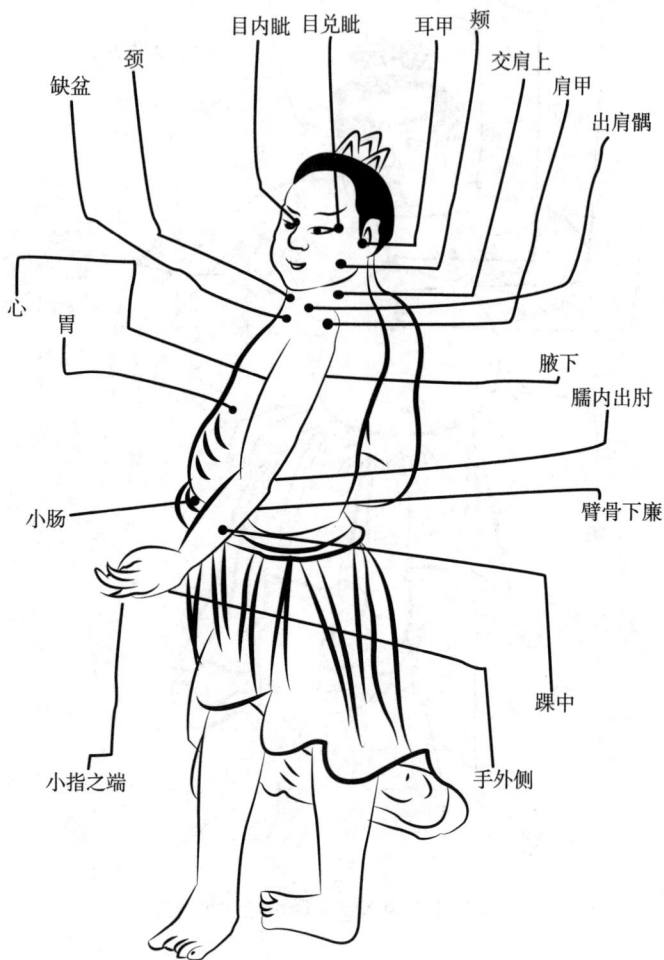

小肠脉起于小指之端斜络于目眦注膀胱经

手太阳小肠之脉，起于小指之端（少泽穴也），循

---

① 心脉注小肠经络图说：原脱，据目录补。

手外侧上腕（腕骨穴也），出踝中，直上循臂骨下廉（阳谷穴也），出肘内侧两骨之间，上循臑外后廉，出肩解，绕肩胛，交肩上，入缺盆，向腋络心，循咽下膈，抵胃，属小肠。其支者，从缺盆贯颈上颊，至目锐眦，却入耳中。其支者，别颊（耳前，天容穴也），上𬬻（出颧内近鼻处起骨也），抵鼻，至目内眦，斜络于颧。

手太阳小肠之经多血少气。是动则病，嗌痛，颔肿，不可回顾，肩似拔，臑似折。是主液所生病者，耳聋，目黄，颊颔肿，肩、臑、肘、臂外后廉痛也。

足太阳膀胱经（膀胱脉注肾经络图说①）

足太阳膀胱之脉，起于目内②眦，上额，交巅上。其支者，以巅（巅，顶也，百会也），至耳上角。其直者，从巅入络脑，还出别下项，循肩膊髆内，挟脊抵腰中，入循膂，络肾，属膀胱。其支者，从腰中下会于后阴，下贯臀，入腘中（委中穴也）。其支者，从髆内③左右别下，贯胛④，挟脊内，过髀枢，循髀外，从后廉下合腘中，贯腨内⑤，出外踝之后（昆仑穴也）。循京骨至小指外侧（至阴穴也）。

---

① 膀胱脉注肾经络图说：原脱，据目录补。
② 内：原脱，据天一阁本补。
③ 髆内：按文义应为"骱内"，肋骨内侧之义。
④ 胛：原作"伸"，据文义改。
⑤ 贯腨内：原作"以下贯腨内"，据天正二年本改。

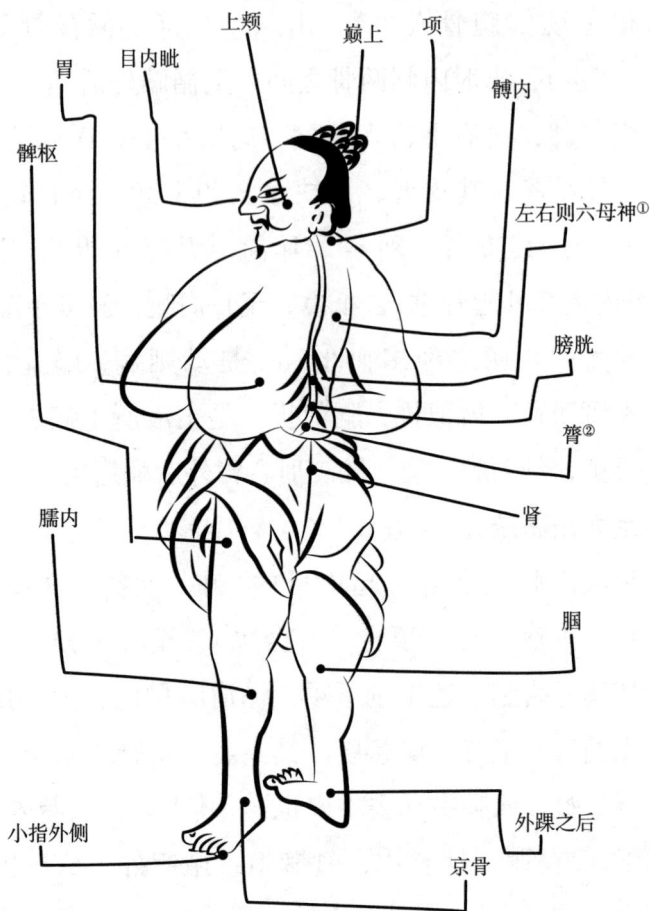

膀胱脉起于目内眦至小指外侧注肾经

足太阳膀胱之经，多血少气，是③动则病。头痛，目似脱，项似拔，脊痛，腰似折，髀不可以曲，腘如结，

---

① 左右则六母神：据文义，疑为"左右别下贯伸"。

② 脊：原作"累"，据文义改。

③ 是：原作"自"，据天一阁本改。

腨如裂，是为踝厥。是主筋所生病者，痔，疟，狂，癫疾，头（脑囟）项痛，目黄，泪出，鼻衄，项、背、腰、尻、腘、腨、脚皆痛，小指不用也。

足少阴肾经（肾脉注心包经络图说①）

足少阴肾之脉，起于小指之下，斜趋足心（涌泉穴也），出然谷之下（然谷穴在内踝前），循内踝之后（太溪穴也），别入跟中，以上腨内，出腘内廉（阴谷穴也），上股内后廉，贯脊，属肾，络膀胱。其直者，从肾上贯肝膈，入肺中，循喉咙，挟舌本。其支②者，从肺出络心，注胸中。

足少阴肾之经，少血多③气，是动则病。饥不欲食，面黑如炭色，咳唾则有血，喉鸣而喘，坐而欲起，目䀮䀮则无所见，心如悬，若饥状④，气不足则善恐，心惕惕如人将捕之⑤，是为骨厥。是主肾所生病者，口热舌干，咽肿上气，嗌干及痛，烦心，心痛，黄疸，肠澼，脊、股内后廉痛，痿、厥，嗜卧，足⑥下热而痛。

---

① 肾脉注心包经络图说：原脱，据目录补。

② 支：原作"交"，据文义改。

③ 多：原脱，据天一阁本补。

④ 状：原脱，据《铜人》补。

⑤ 之：原脱，据《铜人》补。

⑥ 足：原作"是"，据天一阁本改。

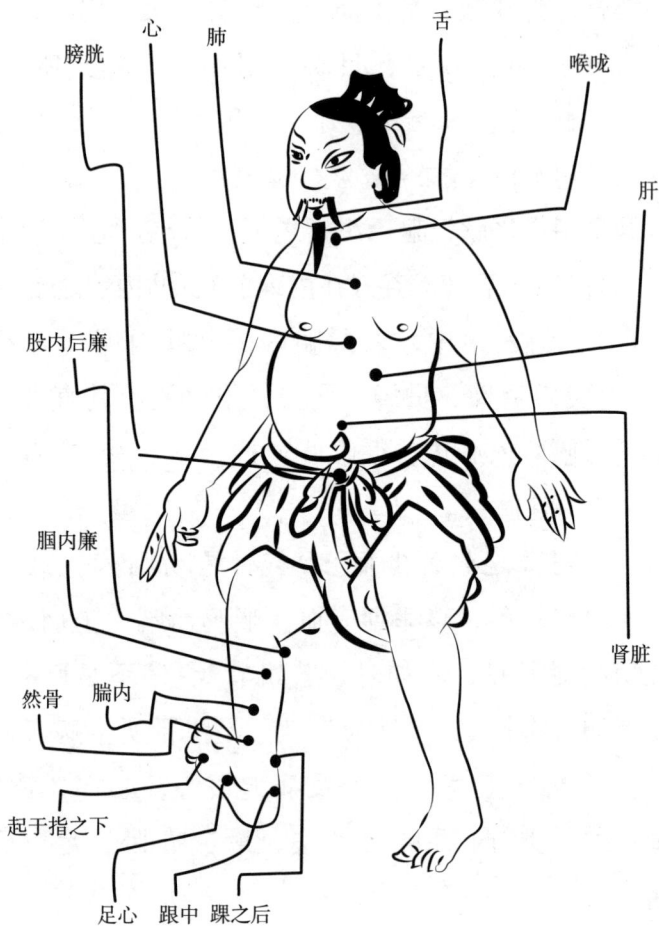

膀胱　心　肺　　　舌　　喉咙

肝

股内后廉

肾脏

腘内廉

然骨　腨内

起于指之下

足心　跟中　踝之后

肾脉起于小指之下注胃中注心包

手厥阴心包经 (心包脉注三焦经络图说)①

手厥阴心包络之脉，起于胸中，出属心包，下膈②，

---

① 心包脉注三焦经络图说：原脱，据目录补。
② 膈：原作"隔"，据文义改。

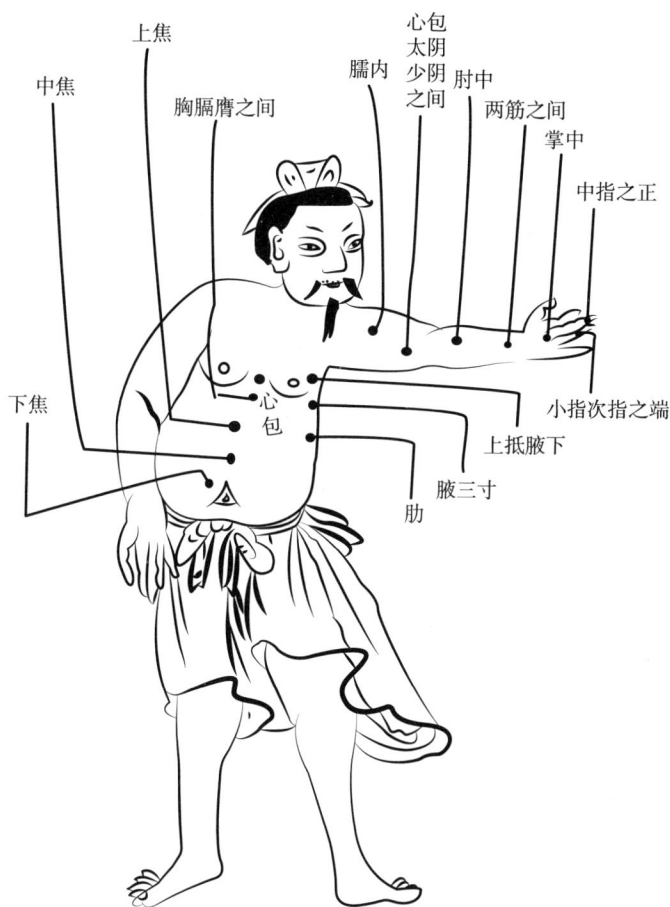

中焦

上焦

胸膈膺之间

臑内

心包
太阴
少阴
之间

肘中

两筋之间

掌中

中指之正

下焦

心包

小指次指之端

上抵腋下

腋三寸

肋

心包脉起于胸中循小指次指出其端注三焦经

历络三焦。其支者，循胸出胁，下腋①三寸，上抵腋②
下，下循臑内，行太阴、少阴之间（太阴在上，少阴在
下，心主在中），入肘中（曲泽穴也），下循臂，行两筋

———————

①② 腋：原作"掖"，据文义改。

之间（大陵①穴也），入掌中（劳宫穴也），循中指出其端（中冲穴也）。其支者，别掌中，循小指次指，出其端（交手少阳也）。

手厥阴心包络之脉，多血少气，是②动则病。手心热，肘臂挛急，腋肿，甚则胸胁支满，心③中澹澹大动，面色赤，喜笑不休，目黄。是主心包脉所生病者，烦心，心痛，掌中热。

手少阳三焦经（三焦脉注胆经络图说④）

手少阳三焦之脉，起于小指次指之端（关⑤冲穴也），上出两指之间（液门穴也），循手表腕（阳池穴也），出臂外两骨之间（支沟穴也），上贯肘，循臑外上肩，而交出足少阳之后，入缺盆，交膻中（膻中在玉堂穴下一寸六分，两乳之间陷⑥中是也）。散络心包，下膈，遍属三焦。其支者，从膻中上出缺盆，上项，挟耳后，直上出耳上角，以屈下额（一作颊）至颛。其支者，从耳后入耳中，出走耳前，过客主人（客主人在耳前上廉起骨，开口有空者），前交颊，至目锐眦。

手少阳三焦之脉，多气少血，是动则病，耳聋，耳鸣，

---

① 大陵：原作"太阴"，据文义改。
② 是：原作"自"，据天一阁本改。
③ 心：原作"腹"，据天一阁本改。
④ 三焦脉注胆经络图说：原脱，据目录补。
⑤ 关：原作"间"，据天一阁本改。
⑥ 陷：原作"隆"，据天一阁本改。

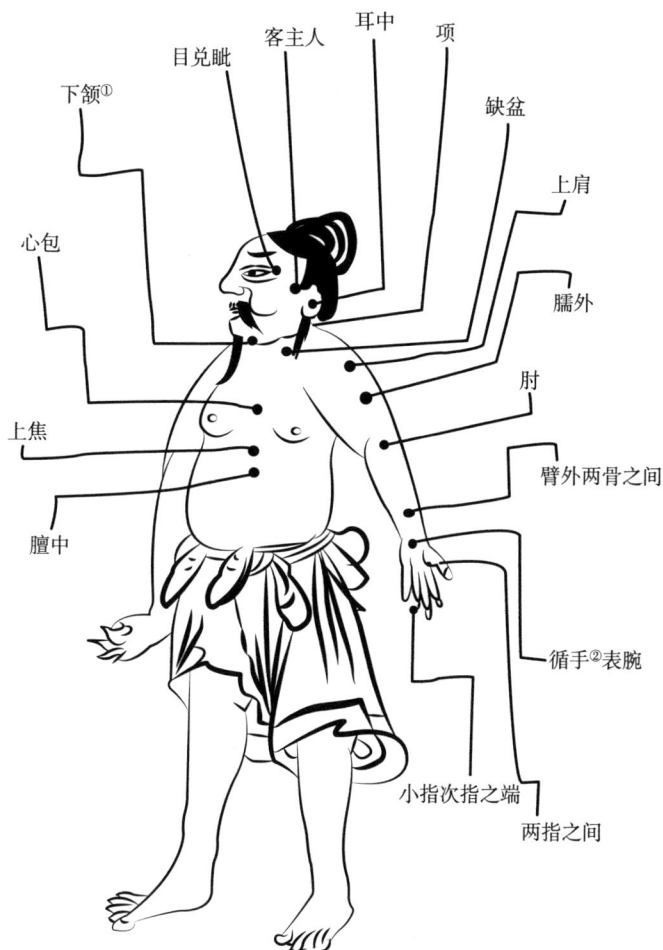

下颌①

目兑眦

客主人

耳中

项

缺盆

上肩

心包

臑外

肘

上焦

臂外两骨之间

膻中

循手②表腕

小指次指之端

两指之间

三焦脉起于小指次指之端至目兑眦注胆经

腨腨，嗌肿，喉痹。是主气所生病者，汗出，目锐眦痛，
颊痛，耳后、肩、臑、肘、臂外皆痛，小指次指不用。

---

① 颌：原作"额"，据文义改。
② 手：原作"上"，据文义改。

足少阳胆经（胆脉注肝经络图说①）

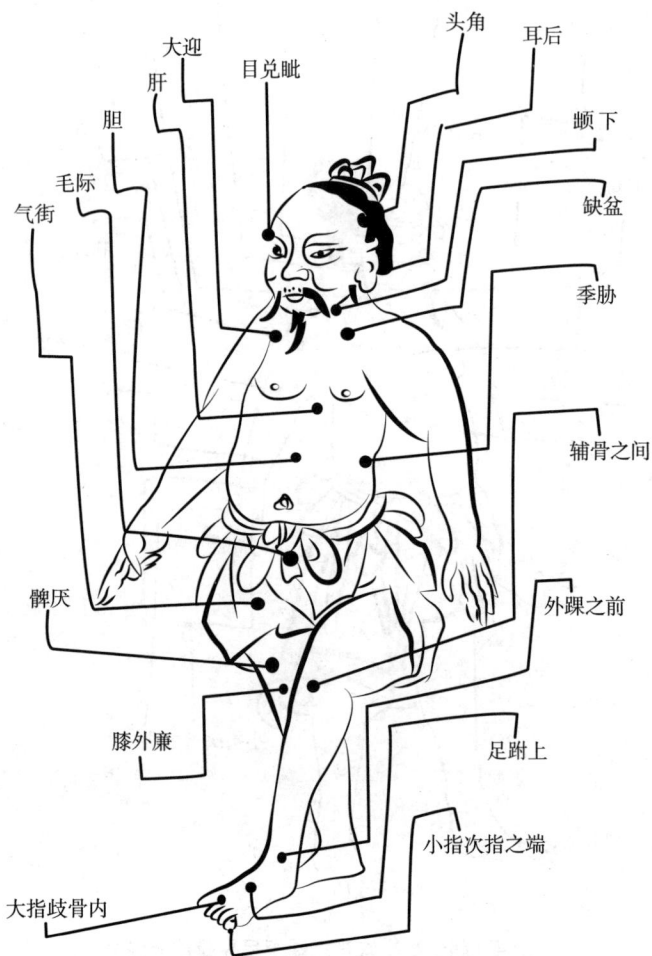

头角　耳后
大迎　目兑眦
肝
胆
毛际
气街
颐下
缺盆
季胁
辅骨之间
外踝之前
髀厌
膝外廉
足跗上
小指次指之端
大指歧骨内

胆脉起于目锐眦入大指循歧骨内出于端注肝经

足少阳胆之脉，起于目锐眦，上抵头角，下耳后，

循颈①行手少阳之前，至肩上，却交出手少阳之后，入缺盆。其支者，从耳后入耳中，出走耳前，至目锐眦后。其支者，别锐眦，下大迎，合于手少阳，抵于䪼，下加颊车，下颈，合缺盆。以下胸中，贯膈，络肝，属胆，循胁里，出气街，绕毛际，横入髀厌中（环跳穴也②）。其直者，从缺盆下腋③，循胸中，过季胁，下合髀厌中。以下循髀阳，出膝外廉（阳陵泉也），下外辅骨之前（辅骨在陷下中④），直下抵绝骨之端（绝骨外端为阳辅⑤穴），下出外踝之前，循足跗上，入小趾次趾之间。其支者，别跗上，入大趾之间，循大趾歧骨内，出其端，还贯爪甲，出等毳中。

足少阳之经，多气少血，是⑥动则病，口苦，善太息，心胁痛不能转侧，甚则面有微尘，体无膏泽，足外反热，是为阳厥，是主骨。所生病者，头痛，颔痛，目锐眦痛，缺盆中肿痛⑦，腋下肿，马刀挟瘿，汗出振寒，疟⑧，胸中、胁、肋、髀、膝外至胫⑨、绝骨、外踝前及

---

① 颈：原作"头"，天一阁本同，形近而误，据文义改。
② 髀厌中（环跳穴也）：原作"髀厌中一穴环"，天一阁本作"胸膈上穴胁"，意不连属，据文义改。
③ 腋：原作"掖"，据文义改。
④ 陷下中：原作"胁下"，据天一阁本改。
⑤ 阳辅：原作"辅阳"，据文义改。
⑥ 是：原作"自"，据天一阁本改。
⑦ 痛：原脱，据天一阁本补。
⑧ 疟：原作"壅"，据天一阁本改。
⑨ 胫：原作"筋"，据《铜人》改。

诸节皆痛，小趾次趾不用。

足厥阴肝经（肝脉注肺中经络图说①）

足厥阴肝之脉，起于大指聚毛之际（大敦穴也），上循足跗上廉（太冲穴也），去内踝一寸（中封穴也）。上踝八寸（曲泉穴也），交出太阴之后，上腘内廉，循股阴，入毛中，过阴器，抵少腹，挟胃②，属肝，络胆，上贯膈，布胁肋，循喉咙之后，上颃颡，连目系，上出额，与督脉会于巅（督脉上风府而入属脑故也。巅，顶也）。其支者，从目系下颊里，环唇内。其支者，复从肝别，贯膈，上注肺中（复交于手太阴）。

足厥阴之经，少气多血，是③动则病。腰痛不可俯仰，丈夫癀疝，妇人少腹肿，甚则④嗌干，面尘脱色，是主肝所生病者，胸满，呕逆，洞泄，狐疝，遗溺，癃闭。

---

① 肝脉注肺中经络图说：原脱，据目录补。
② 胃：原作"胸"，据天一阁本改。
③ 是：原作"自"，据天一阁本改。
④ 则：原脱，据《铜人》补。

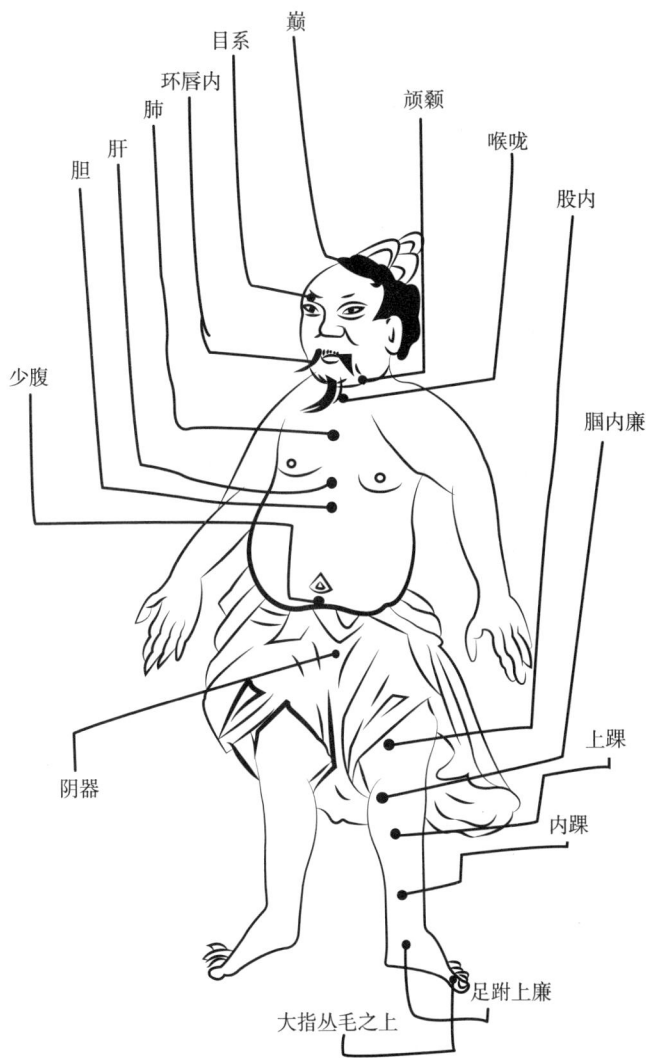

巅
目系
环唇内
肺
肝
胆
颃颡
喉咙
股内
少腹
䐃内廉
阴器
上踝
内踝
足跗上廉
大指丛毛之上

肝脉起于大指聚毛之际上注肺中

卷　中

井荥输经合部分图——手足井荥六十六穴图

手足三阳三阴经中井荥输经合原说①

凡人两手足，各有②此三阳三阴之脉，合为十二经脉。每一经中，各有井、荥、俞、经、合，皆出于井，入于合。经云：所出者为井，所流者为荥，所注者为输，所行者为经，所入则为合。井者，东方春也，万物之始生，故言所出为井也。合者，北方冬也，阳气入脏，故言所入为合也。故春刺井，夏刺荥，季夏刺输，秋刺经，冬刺合者，圣人所谓因其时而取之，以泻邪毒出也。

井荥所属

阴井木，阳井金；阴荥火，阳荥水；阴输土，阳输

---

① 标题原脱，据目录补。
② 各有：原脱，据天一阁本及《普济方》补。

木；阴经金，阳经火；阴合水，阳合土。昔圣人先立井、荥、输、经、合，配象五行，则以十二经中各有子母。故《刺法》云：虚则补其母，实则泻其子。假令肝自病，实则泻肝之荥，属火，是子；若虚，则补肝之合，属水，是母。余皆仿此。若他邪相乘，阴阳偏胜，则先补其不足，后泻其有余，此为针医之大要。若深达①洞明，则为②上工者也。

十经血气，皆出于井，入于合。各注井、荥、输、经、合无根据矣。或曰：脉有十二经，又因何只言十经，其余二经不言者何？答曰：其二经者，三焦是阳气之父，心包络是阴血之母也。此二经尊重，不系五行所摄，主受纳十经血气养育，故只言十经阴阳二脉，逐日各注井、荥、输、经、合各五时辰毕，则归其本。此二经亦各注井、荥、输、经、合五穴，方知十二经遍行也。

手厥阴心包③经穴图

心包经：中冲（阴井）、劳宫（荥）、大陵（输）、间使（经）、曲泽（合），每日遇阴干合处，注此五穴。假令甲日甲戌时，胆气初出为井，己巳时脾出血为井，阴阳并行。阳日，气先血后；阴日，气后血先。己巳时

---

① 深达：原作"深远"，天一阁本同，据《普济方》改。
② 则为：原作"士为"，据天一阁本及《普济方》改。
③ 心包：原脱，天一阁本同，据文义补。

间使二穴
为经金，在掌后
三寸，两筋间陷中

曲泽二穴
为合水，在肘内廉下陷中，
曲肘得之

手厥阴经

劳宫二穴
为荥火，在掌中间，屈名指取

大陵二穴
为输土，在掌后两筋
间陷中

中冲穴
为井木①，在手中指之端，
去爪甲如韭叶

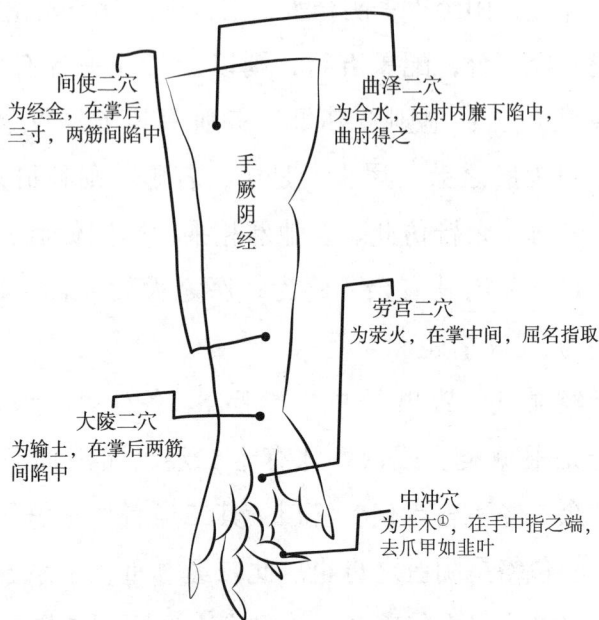

至己卯时为阴干合也。余干日辰皆根据此。中冲，二穴，为井木，在手中指之端，去爪甲如韭叶。劳宫，二穴，为荥火，在掌中间，屈名指取。大陵，二穴，为输土，在掌后两筋间陷中。间使，二穴，为经金，在掌后三寸，两筋间陷中。曲泽，二穴，为合水，在肘内廉下陷中，曲肘得之。

手太阴②肺③经穴图

少商，二穴，为井木，在手大指端内侧，去爪甲角如

---

① 木：原作"水"，据天正二年本改。
② 阴：原作"阳"，据天一阁本改。
③ 肺：原脱，天一阁本同，据文义补。

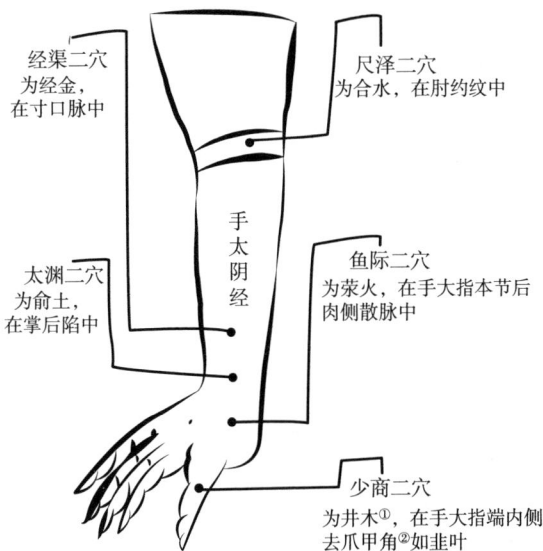

经渠二穴
为经金，
在寸口脉中

尺泽二穴
为合水，在肘约纹中

手太阴经

太渊二穴
为俞土，
在掌后陷中

鱼际二穴
为荥火，在手大指本节后
肉侧散脉中

少商二穴
为井木①，在手大指端内侧
去爪甲角②如韭叶

韭叶。鱼际，二穴，为荥火，在手大指本节后内侧散脉中。太渊，二穴，为输土，在掌后陷中。经渠，二穴，为经金，在寸口脉中。尺泽，二穴，为合水，在肘约纹中。

手少阴真心经穴图

少冲，二穴，为井木，在手小指内廉端，去爪甲角如韭叶。少府，二穴，为荥火，在手小指本节后陷中，直劳宫。神门，二穴，为输土，在掌后兑骨端。灵道，二穴，为经金，在掌后一寸五分，或曰一寸。少海，二穴，为合水，在肘内廉节后陷中。

---

① 木：原作"水"，据天正二年本改。
② 角：原作"面"，据天正二年本改。

灵道二穴
为经金，在掌后
一寸五分或曰一寸

少海二穴
为合水，在肘内
廉节后陷中

手少阴真心经

少府二穴
为荥火，在手小指本节
后陷中，直劳宫①

神门二穴
为输土，在掌后
兑骨端

少冲二穴
为井木，在手小指内廉端，
去爪甲角如韭叶

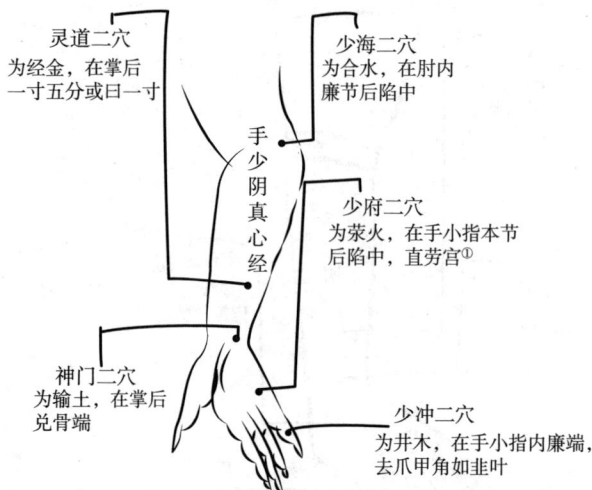

手少阳三焦经穴图

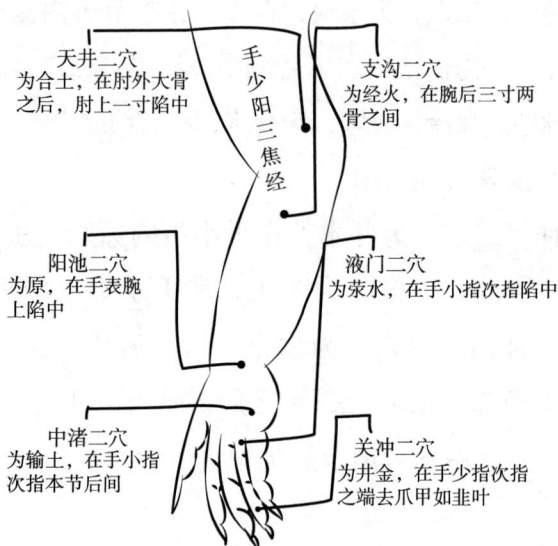

天井二穴
为经土，在肘外大骨
之后，肘上一寸陷中

手少阳三焦经

支沟二穴
为经火，在腕后三寸两
骨之间

阳池二穴
为原，在手表腕
上陷中

液门二穴
为荥水，在手小指次指陷中

中渚二穴
为输土，在手小指
次指本节后间

关冲二穴
为井金，在手少指次指
之端去爪甲如韭叶

---

① 宫：原作"营"，据天正二年本改。

三焦经：关冲（阳井）、液门（荥）、中渚（俞）、阳池（原）、支沟（经）、天井（合）。每日遇阳干合处，注此六穴。如甲日甲戌时，至甲申时，为阳干合也。关冲，二穴，为井金，在手小指次指之端，去爪甲如韭叶。液门，二穴，为荥水，在手小指次指陷中。中渚，二穴，为输木，在手小指次指本节后间。阳池，二穴，为原，在手表腕上陷中。支沟，二穴，为经火，在腕后三寸，两骨之间。天井，二穴，为合土，在肘外大骨之后，肘上一寸陷中。

手阳明大肠经穴图

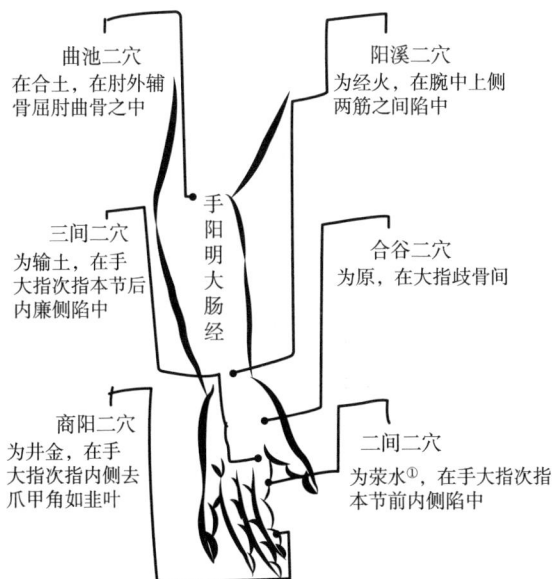

曲池二穴
在合土，在肘外辅
骨屈肘曲骨之中

阳溪二穴
为经火，在腕中上侧
两筋之间陷中

三间二穴
为输土，在手
大指次指本节后
内廉侧陷中

手阳明大肠经

合谷二穴
为原，在大指歧骨间

商阳二穴
为井金，在手
大指次指内侧去
爪甲角如韭叶

二间二穴
为荥水①，在手大指次指
本节前内侧陷中

---

① 水：原作"火"，据天正二年本改。

商阳，二穴，为井金，在手大指次指内侧，去爪甲角如韭叶。二间，二穴，为荥水，在手大指次指本节前内侧陷中。三间，二穴，为输木，在手大指次指本节后内侧陷中。合谷，二穴，为原，在大指次指歧骨间。阳溪，二穴，为经火，在腕上侧，两筋之间陷中。曲池，二穴，为合土，在肘外辅骨，屈肘曲骨之中。

手太阳小肠经穴图

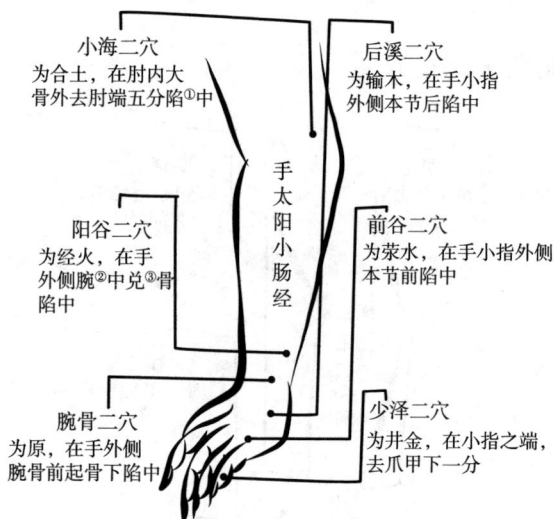

小海二穴
为合土，在肘内大骨外去肘端五分陷①中

后溪二穴
为输木，在手小指外侧本节后陷中

阳谷二穴
为经火，在手外侧腕②中兑③骨陷中

前谷二穴
为荥水，在手小指外侧本节前陷中

手太阳小肠经

腕骨二穴
为原，在手外侧腕骨前起骨下陷中

少泽二穴
为井金，在小指之端，去爪甲下一分

　　少泽，二穴，为井金，在小指之端，去爪甲下一分。前谷，二穴，为荥水，在手小指外侧，本节前陷中。

---

① 陷：原作"端"，据天正二年本改。
② 腕：原作"绾"，据天正二年本改。
③ 兑：原作"光"，据天正二年本改。

后溪，二穴，为输木，在手小指外侧，本节后陷中。腕骨，二穴，为原，在手外侧，腕前起骨下陷中。阳谷，二穴，为经火，在手外侧，腕中兑骨陷中。小海，二穴，为合土，在肘内大骨外，去肘端五分陷中。

足太阳膀胱经穴图①

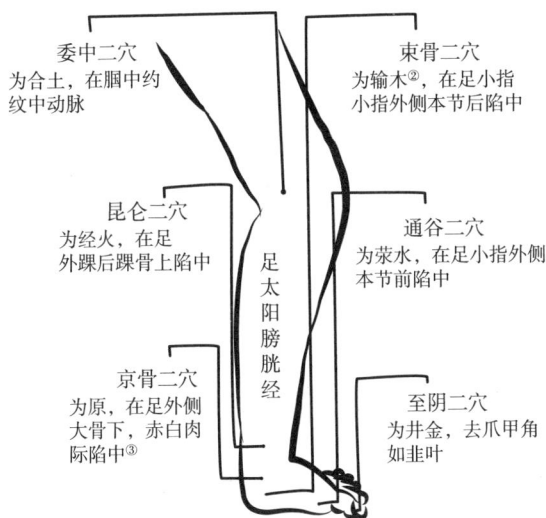

委中二穴
为合土，在腘中约
纹中动脉

束骨二穴
为输木②，在足小指
小指外侧本节后陷中

昆仑二穴
为经火，在足
外踝后踝骨上陷中

通谷二穴
为荥水，在足小指外侧
本节前陷中

足太阳膀胱经

京骨二穴
为原，在足外侧
大骨下，赤白肉
际陷中③

至阴二穴
为井金，去爪甲角
如韭叶

至阴，二穴，为井金，在足小指外侧，去爪甲如韭叶。通谷，二穴，为荥水，在足小指外侧，本节前陷中。束骨，二穴，为输木，在足小指外侧，本节后陷中。京骨，二穴，为原，在足外侧大骨下，赤白肉际陷中。昆

---

① 足太阳膀胱经穴图：原脱，据天一阁本补。

② 木：原作"水"，据天正二年本改。

③ 陷中：原脱，据正文补。

仑，二穴，为经火，在足外踝后，踝①骨上陷中。委中，二穴，为合土，在腘中约纹中动脉。

足阳明胃经穴图

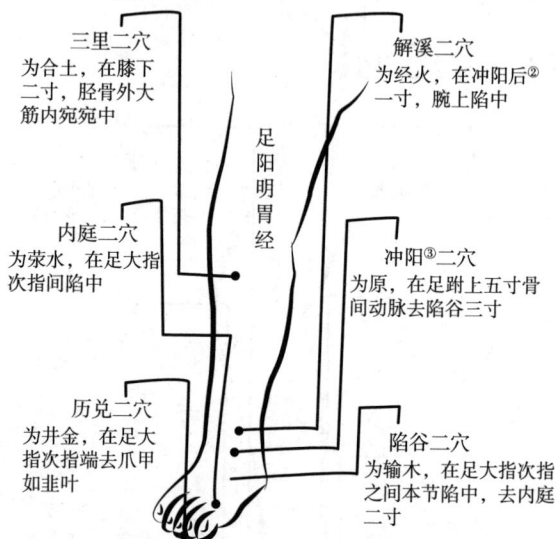

三里二穴
为合土，在膝下
二寸，胫骨外大
筋内宛宛中

解溪二穴
为经火，在冲阳后②
一寸，腕上陷中

足阳明胃经

内庭二穴
为荥水，在足大指
次指间陷中

冲阳③二穴
为原，在足跗上五寸骨
间动脉去陷谷三寸

历兑二穴
为井金，在足大
指次指端去爪甲
如韭叶

陷谷二穴
为输木，在足大指次指
之间本节陷中，去内庭
二寸

厉兑，二穴，为井金，在足大指次指端，去爪甲如韭叶。内庭，二穴，为荥水，在足大指次指间陷中。陷谷，二穴，为输木，在足大指次指之间本节陷中，去内庭二寸。冲阳，二穴，为原，在足跗上五寸，骨间动脉，去陷谷三寸。解溪，二穴，为经火，在冲阳后一寸，腕上陷中。三里，二穴，为合土，在膝下三寸，胫④骨外，

---

① 踝：原为"跟"，据天正二年本改。
② 后：原作"陵"，据天正二年本改。
③ 冲阳：原作"间使"，据天正二年本改。
④ 胫：原作"筋"，据天正二年本改。

大筋内，宛宛中。

足少阳胆经穴图

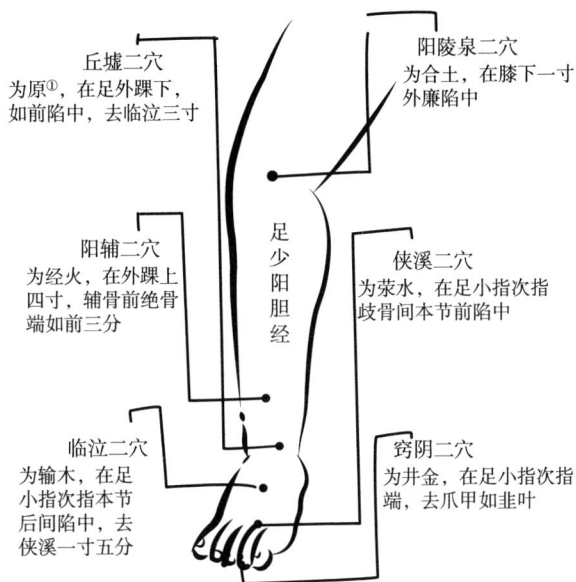

丘墟二穴
为原①，在足外踝下，
如前陷中，去临泣三寸

阳陵泉二穴
为合土，在膝下一寸
外廉陷中

阳辅二穴
为经火，在外踝上
四寸，辅骨前绝骨
端如前三分

足少阳胆经

侠溪二穴
为荥水，在足小指次指
歧骨间本节前陷中

临泣二穴
为输木，在足
小指次指本节
后间陷中，去
侠溪一寸五分

窍阴二穴
为井金，在足小指次指
端，去爪甲如韭叶

　　窍阴，二穴，为井金，在足小指次指端，去爪甲如
韭叶。侠溪，二穴，为荥水，在足小指次指歧骨间，本
节前陷中。临泣，二穴，为输木，在足小指次指本节后
间陷中，去侠溪一寸五分。丘墟，二穴，为原，在足外
踝下如前陷中，去临泣三寸。阳辅，二穴，为经火，在
外踝上四寸，辅骨前，绝骨端，如前三分。阳陵泉，二
穴，为合土，在膝下一寸，腑外廉陷中。

---

① 原：原作"泉"，据天正二年本改。

足太阴脾经穴图

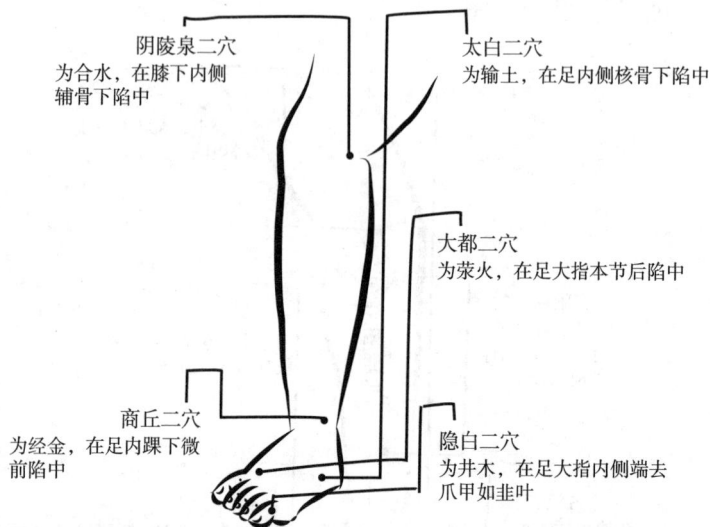

阴陵泉二穴
为合水，在膝下内侧
辅骨下陷中

太白二穴
为输土，在足内侧核骨下陷中

大都二穴
为荥火，在足大指本节后陷中

商丘二穴
为经金，在足内踝下微
前陷中

隐白二穴
为井木，在足大指内侧端去
爪甲如韭叶

　　隐白，二穴，为井木，在足大指内侧端，去爪甲角如韭叶。大都，二穴，为荥火，在足大指本节后陷中。太白，二穴，为输土，在足内侧核骨下陷中。商丘，二穴，为经金，在足内踝下微前陷中。阴陵泉，二穴，为合水，在膝下内侧，辅骨下陷中。

足少阴肾经穴图

　　涌泉，二穴，为井木，在足心陷中，屈足卷指宛宛中。然谷，二穴，为荥火，在足内踝前，大骨下陷中。太溪，二穴，为输土，在足内踝后，跟骨上，动脉陷中。复溜，二穴，为经金，在足内踝上二寸陷中。阴谷，二穴，为合水，在膝内辅骨后，大筋下，小筋上。

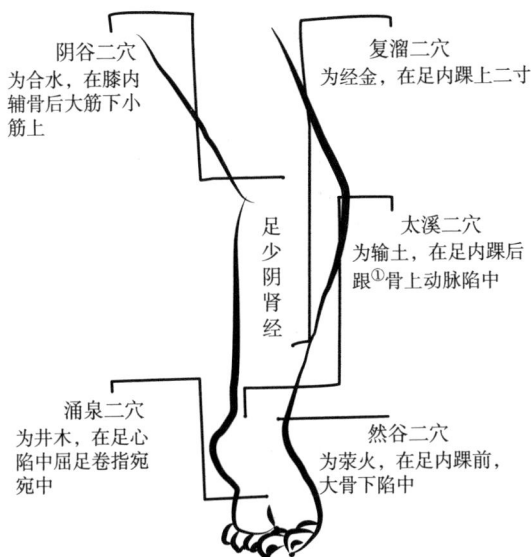

阴谷二穴
为合水，在膝内
辅骨后大筋下小
筋上

复溜二穴
为经金，在足内踝上二寸

足少阴肾经

太溪二穴
为输土，在足内踝后
跟①骨上动脉陷中

涌泉二穴
为井木，在足心
陷中屈足卷指宛
宛中

然谷二穴
为荥火，在足内踝前，
大骨下陷中

足厥阴肝经穴图②

大敦，二穴，为井木，在足大指端，去爪甲如韭叶。行间，二穴，为荥火，在足大指间，动脉应手。太冲，二穴，为输土，在足大指本节后二寸，或曰一寸半，动脉中。中封，二穴，为经金，在足内踝前一寸，仰足而取之。曲泉，二穴，为合水，在膝内辅骨下，大筋上、小筋下陷中。

---

① 跟：原作"踝"，据文义改。
② 以上各经穴图，原本以心包、肺、三焦、真心、大肠、小肠、膀胱、肾、胆、脾、肝、胃经为序，次序较乱，此略予调动。

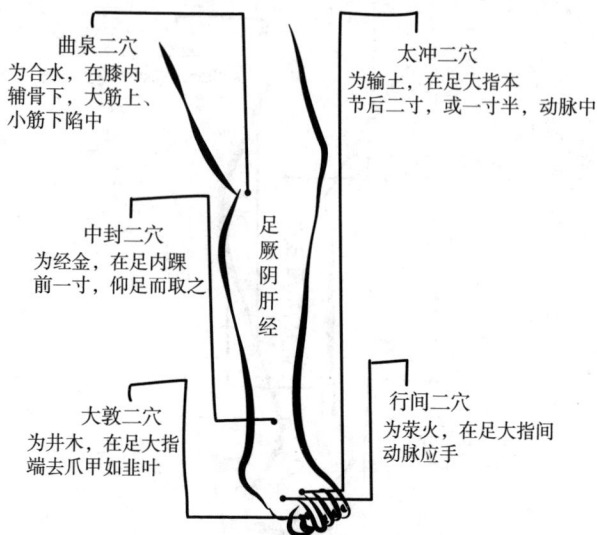

曲泉二穴
为合水，在膝内
辅骨下，大筋上、
小筋下陷中

太冲二穴
为输土，在足大指本
节后二寸，或一寸半，动脉中

中封二穴
为经金，在足内踝
前一寸，仰足而取之

足厥阴肝经

行间二穴
为荥火，在足大指间
动脉应手

大敦二穴
为井木，在足大指
端去爪甲如韭叶

三阳三阴流注总说[①]

足取膝下三阴三阳脉穴流注，手取臂下三阴三阳脉穴流注，用其针刺，驱逐有过，补虚泻实，如其施兵伐叛也。

六十首输穴，细而审之，各逐其脏腑井荥输经合；常以五行定，方无一失也。以逐日取六十首为井荥输经合，足不过膝，手不过臂。常当时刻者，谓之开，可以针，医无不愈疾也。时刻未至，气之亦然，谓之阖，无能愈其疾也。

----

① 三阳三阴流注总说：原脱，据目录外新刊子午流注针经天正二年本补。

贾氏云：凡六十首者，原有二种也，有外行脉经六十首，又有内行血经六十首，此法微妙，古圣人隐之，恐世人晓会，只载一说，今世不传。愚自少岁，索隐井荥之法，始可着题。或曰：因何名曰六十首也？答曰：谓气血一昼夜行过六十俞穴也。各分头首，十日一终，运行十干，皆以五子元建日时为头是也。明广今辄将贾氏各分头首运行十干六十首注穴之法，集其枢要，述之二图，庶令览者易悉，第一图括五脏五腑各至本时相生五度注穴①之法。第二图言阴中有阳，阳中有阴，刚柔相配，相生注穴之法。人多知阳干主腑，阴干主脏，刺阴待②干，刺阳后③阳时，如是者，非秘诀云。假令甲日甲戌时胆引气出为井，甲中暗有其己，乙中暗有其庚；故大言阴与阳，小言夫与妇，夫有气则妇从夫，妇有气则夫从妇。故甲戌时胆出气为井，脾从夫行，脾亦入血为井，如是则一时辰之中，阴阳之经相生，所注之穴皆有，他皆仿此。阳日气先脉外，血后脉内；阴日血先脉外，气后脉内；交贯而行于五脏五腑之中，各注井荥俞经合无休矣。或不得时，但取其原亦得。

---

① 注穴：原文缺，据天正二年本补。
② 待：原作"带"，据天正二年本改。
③ 后：原作"待"，其义为"候"，据天正二年本改。

针刺定时图①

（针刺定时图 — 扇形图，含天干地支与经络穴位）

膀胱　肺　大肠　脾　胆　心包　三焦　胃　肾　肝　心　小肠

膀胱　壬日　时寅壬
　解溪　土经
　后溪　火俞　水井
　至阴
　侠溪　木荥
　京骨（原）
　曲池　金合

肺　辛日　时卯辛
　灵道　火经
　大陵　土俞
　阴陵　水合
　少商　金井
　然谷　火荥
　太渊　水俞

大肠　庚日　时辰庚
　阳谷　火经
　临泣　木俞
　商阳　金井
　通谷　水荥
　合谷（原）
　三里　土合

脾　己日　时巳己
　中封　金经
　太渊
　少海　火合
　大敦　木井
　涌谷　火荥

己卯　己丑　己亥　己酉　己未　己巳
庚辰　庚寅　庚子　庚戌　庚申　庚午　辛巳
戊寅　戊子　戊戌　戊申　戊午　戊辰
壬戌　壬申　壬午　壬辰　壬寅　壬子

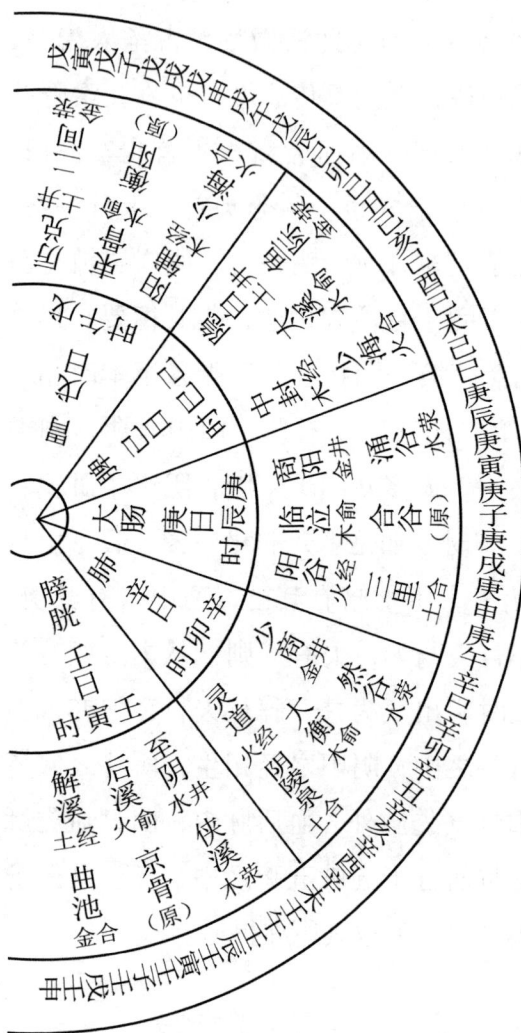

① 针刺定时图：此图及其后续3图内容皆据日本传天正二年本补入。

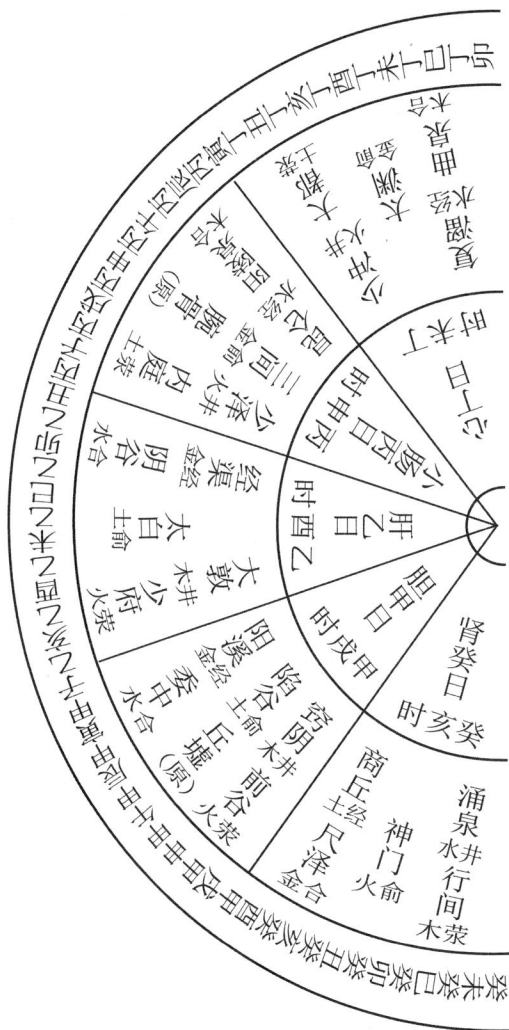

昼夜周环六十首

黑字为十经所注白字

为三焦包络二经所注

十二经脉各至本时

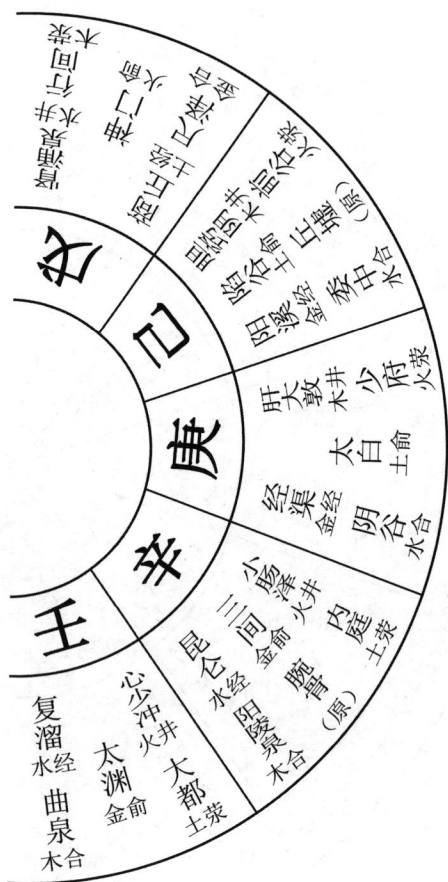

（图中天干：戊 己 庚 辛 壬 癸）

肝 大敦 木井　少府 火荥
经渠 金经　太白 土俞　阴谷 水合
小肠 少泽 井　内庭 土荥（胃）
昆仑 公孙　三间 金俞 水经　委中 水合 膀胱
少冲 火井　太渊 金俞　大都
复溜 水经　曲泉 木合
心俞

刚柔相配 内行注穴之图

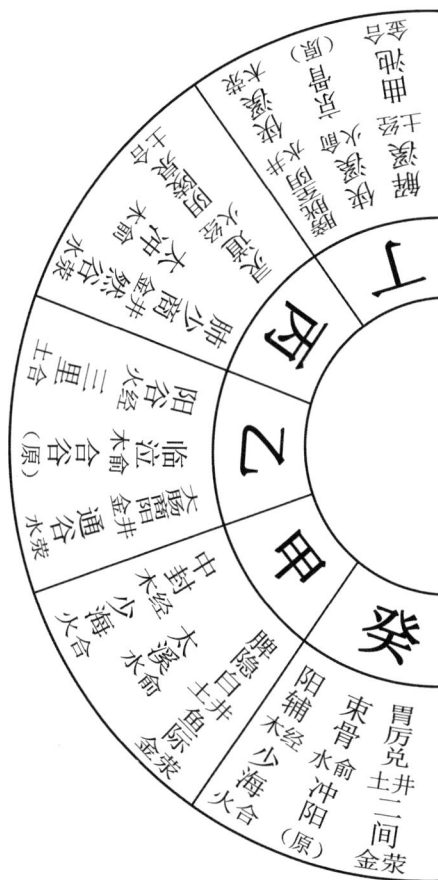

上 丁 丙 乙 甲 癸

胃厉兑井土
二间金荥
束骨俞木
水俞
阳辅经火冲阳（原）
木
少海火合

脾隐白井木
大都火荥
土俞
金经
金荥

中封经木
大敦
太渊水俞
少海水合
金荥

阳陵泉合土
临泣俞木
金井
通谷水荥

阳经
火经木俞
金
三里土合（原）

三焦心包络二经流注说

十经气血，皆出于井，入于合，各注井荥俞经合无休矣。或曰：脉有十二经，又因何只言十经，其余二经不言者何故？答曰：其二经者，三焦是阳气之父，心包络是阴血之母也。此二经尊重，不系五行所摄，主受纳十经血气养育，故只言十经。阴阳二脉逐日各注井荥输经合各五时辰毕，则归其本。此二经亦各注井荥俞经合五穴，方知十二经遍行也。

三焦经：关冲（阳井）、液门（荥）、中渚（输）、阳池（原）、支沟（经）、天井（合）。

每日遇阳干合处，注此六穴。如甲日甲戌时，至甲申时，为阳干合也。

心包经：中冲（阴井）、劳宫（荥）、大陵（输）、间使（经）、曲泽（合）。

每日遇阴干合处，注此五穴。假令甲日甲戌时，胆气初出为井；己巳时脾出血为井，阴阳并行。阳日，气先血后，阴日，气后血先。己巳时至己卯时为阴干合也。余干日辰皆依此。

连前共六十穴，合成六十首，每一穴分得一刻六十分六厘六毫六丝六忽六秒，此是一穴之数。六十穴合成百刻，每一时辰相生养子五度，各注井荥俞经合五穴，昼夜十二时辰，气血行过六十俞穴也。欲知人气所在，用五子元建日时，观前图可见。六十首是活法，依此井荥刺病甚妙。

五子元建日时歌

　　甲己之日丙作首，乙庚之辰戊为头，
　　丙辛便从庚上起，丁壬壬寅顺行求。
　　戊癸甲寅定时候，六十首法助医流。

卷 下

针经井荥歌诀六十首①

（甲）足少阳胆之经②

阳干注腑，阴干注脏。

甲日：甲与己合，胆引气行，木原在寅。

甲日甲戌时胆为井（木）。

丙子时小肠为荥（火）。

戊寅时胃为俞（土）。

并过本原丘墟穴，木原在寅。

庚辰时大肠为经（金）。

壬③午时膀胱为合（水）。

甲申④时气纳三焦，谓甲合还原化本。

---

① 井荥歌诀六十首：标题原脱，据目录补。各经标题原作"某某经图"，意指各经开穴圆图。为与正文相符，因删去"图"字，加一"之"字。

② 足少阳胆之经：标题前甲、乙等字今加。后同。

③ 壬：原脱，据《普济方》补。

④ 甲申：原作"胃中"，据天一阁本及《普济方》改。

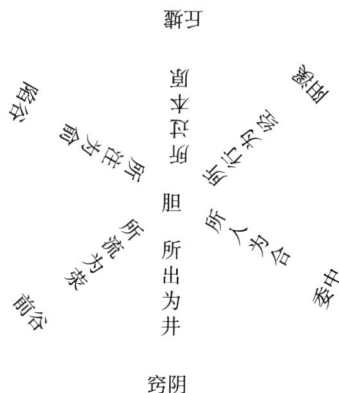

【胆】——井①

窍阴为井胆中行，胁痛烦热又头疼②，

喉痹舌干并臂痛，一针难步却须行。

【小肠】——荥

前谷为荥属小肠，喉痹颔肿嗌咽干，

颈项臂痛汗不出，目生翳膜并除康③。

【胃】——俞

陷谷胃俞节后边，腹痛肠鸣疟疟缠。

面目浮肿汗不出，三分针入得复痊。

【胆（原）】

丘墟为胆是为原，胸胁满痛疟安缠，

腋肿髀枢腿酸痛，目生翳膜并除痊。

---

① 井：原题无井字，今添注。后同。

② 疼：原作"痛"，于韵不叶，据天一阁及《普济方》改。

③ 康：天一阁本同，《普济方》作"痊"。

【大肠】——经

阳溪为经表腕边，癫狂喜笑鬼神言，

心烦目赤头风痛，热病心惊针下痊。

【膀胱】——合

委中合穴腘纹中，腰脊沉沉溺失频，

髀枢痛及膝难屈，取其经血使能平。

（乙） 足厥阴肝之经

乙日：乙与庚合，肝引①血行。

乙日乙酉时肝为井（木）。

丁亥时心为荥（火）。

己丑时脾为俞（土）。

辛卯时肺为经（金）。

癸巳时肾为合（水）。

乙未时血纳包络。

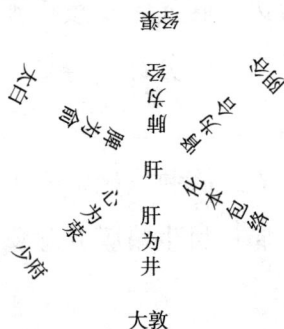

---

① 引：原作"与"，据《普济方》补。

【肝】——井

大敦为井注肝家，心疼腹胀阴汗多。

中热尸厥如死状，血崩脐痛用针加。

【心】——荥

少府心荥木节中，少气悲忧虚在心。

心痛狂癫实谵语，寒热胸中便下针。

【脾】——俞

太白脾俞骨下分，身热腹胀血便脓。

吐逆霍乱胸中痛，下针一刺得安宁。

【肺】——经

经渠肺经热在胸，掌后寸口脉陷中。

热病喘疼心吐逆，禁灸神针有大功。

【肾】——合

阴谷肾合膝后分，脚痛难移好用针。

小腹急痛并漏下，小便黄赤建时寻。

（丙） 手太阳小肠之经

丙日：丙与辛合，小肠引气出行。

火原在子，火入水乡。

丙日丙申时小肠为井（火）。

戊戌时胃为荥（土）。

庚子时大肠为俞（金）。

并过本原腕骨穴，故火原在子。

壬寅时膀胱为经（水）。

甲辰时胆为合（木）。

丙午时气纳三焦。

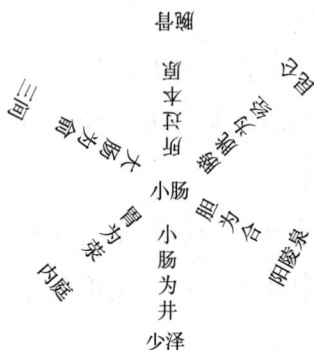

【小肠】——井

少泽元本手太阳，井注喉痹舌生疮。

臂痛咳嗽连项急，目生翳膜一针康。

【胃】——荥

内庭胃荥本陷中，四肢厥逆满腹疼。

口喎①牙痛依穴用，使下神针便去根。

【大肠】——俞

三间为俞本节后，喉痹咽梗齿齲痛。

胸满肠鸣洞泄频，唇焦气喘针时定。

【小肠（原）】

腕骨为原手踝中，热病相连汗出频。

---

① 喎：原作"户"，据天一阁本及《普济方》改。

目中泪出兼生翳，偏枯臂举只神针。

【膀胱】——经

昆仑为经外后跟，腰疼脚重更难行。

头痛吐逆并腹胀，小儿病搐一齐针。

【胆】——合

阳陵泉穴胆合间，腰伸不举臂风痫。

半身不遂依针刺，膝劳冷痹下针安。

（丁）手少阴心之经

丁日：丁与壬合，心引血行。

丁日丁未时心为井（火）。

己酉时脾为荥（土）。

辛亥时肺为俞（金）。

癸丑时肾为经（水）。

乙①卯时肝为合（木）。

丁巳时血纳包络。

【心】——井

少冲为井是心家，热病烦满上气多。

虚则悲惊实喜笑，手挛臂痛用针加。

---

① 乙：原作“巳”，据文义改。

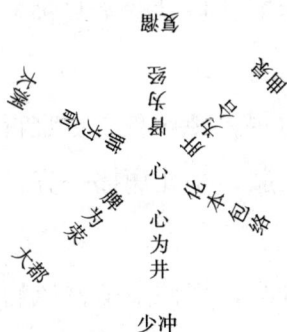

（图：心、心包络等穴位图示）

心 心为井
少冲

【脾】——荥

大都①脾荥本节中，热病相连是逆行。

腹满烦闷并吐逆，神针一刺实时宁。

【肺】——俞

太渊肺俞掌后寻，呕吐咳嗽腹膨膨，

眼目赤筋白翳膜，心疼气上一般针。

【肾】——经

复溜肾经鱼肚中，面目晥晥喜怒停。

腹内雷鸣并胀满，四肢肿痛刺时灵。

【肝】——合

曲泉肝合胕②骨中，女人血瘕腹肿疼。

身热喘中风劳病，足疼泄利又便脓。

---

① 大都：原作"大多"，据天一阁本改。

② 胕：原作"腑"，天一阁本同，据文义改。

（戊）足阳明胃之经

戊日：戊与癸合，胃引气出行，土原在戌[①]。

戊日戊午时胃为井（土）。

庚申时大肠为荥（金）。

壬戌时膀胱为俞（水）。

并过本原冲阳穴，故土原在戌。

甲子时胆为经（木）。

丙寅时小肠为合（火）。

戊辰时气纳三焦。

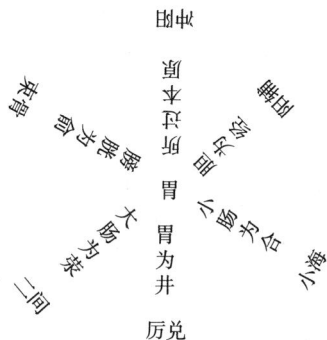

【胃】——井

厉兑为井主胃家，尸厥口噤腹肠滑。

汗病不出如疟[②]状，齿痛喉痹针刺佳。

---

① 戌：原作"戍"，据文义改。

②③ 疟：原作"虚"，据天一阁本改。

【大肠】——荥

二间庚荥本节中，喉痹鼻衄在心惊。

肩背疼时依此用，下针牙痛更无根。

【膀胱】——俞

束骨壬俞本节中，耳聋项急本穴寻。

恶风目眩并背痛，针之必定有神功。

【胃（原①）】

冲阳为原动脉中，偏风口眼注牙痛。

寒热往来如疟状，建时取效有同神。

【胆】——经

阳辅胆经四寸间，筋挛骨痛足肿寒，

风痹不仁依此用，神针一刺不须难。

【小肠】——合

小海为合肘上中，寒热风肿项头痛，

四肢无力难举步，建时针刺有神灵。

（己）足太阴脾之经

己日：甲与己合，脾引血行。

己日②己巳时脾为井（土）。

辛未时肺为荥（金）。

---

① 原：原脱，天一阁本同，据《普济方》补。

② 己日：原脱，天一阁本同，据《普济方》补。

癸酉时肾为俞（水）。

乙亥时肝为经（木）。

丁丑时心为合（火）。

己卯时血纳包络。

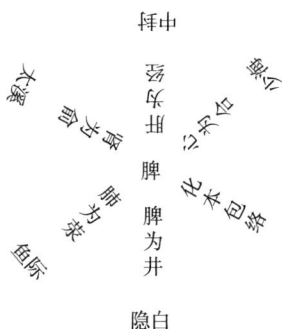

太渊肺为俞　鱼际　脾为井　隐白　脾为荥　化本包络　己卯　丁丑血纳　拜中　心为合

【脾】——井

隐白为井足太阴，腹胀喘满吐交横。

鼻衄滑肠食不化，月经不止血山崩。

【肺】——荥

鱼际为荥热汗风，咳嗽头痛痹主胸。

目眩少气咽干燥，呕吐用针有大功。

【肾】——俞

太溪肾俞内踝下，足厥心疼呕吐涎，

咳嗽上气并脉短，神针到后病伏潜。

【肝】——经

中封为经内踝前，振寒痃疟色苍苍。

脐腹痛时兼足冷，寒疝相缠针下康。

【心】——合

少海心合曲节间，齿疼呕逆满胸心。

头项①痛时涕与笑，用针一刺管惊人。

（庚） 手阳明大肠之经

庚日：庚与乙合，大肠引气出行。金原在申②。

庚日庚辰时大肠为井（金）。

壬午时膀胱为荥（水）。

甲申时胆为俞（木）。

并过本原合谷③穴，金原在申也。

丙戌时小肠为经（火）。

戊子时胃为合（土）。

庚寅时④气纳三焦。

【大肠】——井⑤

商阳为井大肠中，次指指上气注胸。

喘逆热病并牙痛，耳聋寒热目赤红。

---

① 头项：原作"头头"，据《普济方》改。

② 申：原作"甲"，据天一阁本改。

③ 谷：原脱，据天一阁本补。

④ 时：原脱，据天一阁本补。

⑤ 井：以下至足太阳膀胱经的"壬子时气纳三焦，还原化本"止，原本脱，据天一阁本补。

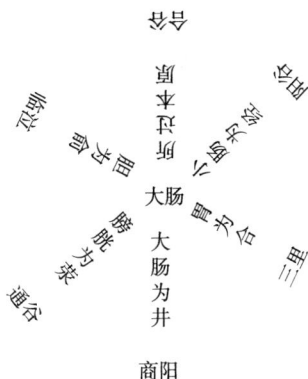

通谷

原本节游

合谷

所入为合

三里

大肠

曲池

膀胱脉为荥

大肠为井

大肠

商阳

【膀胱】——荥

通谷为荥本节游，头重鼻衄项筋收[1]。

目视晾晾胸胀满，食饮不化即时休。

【胆】——俞

临泣胆前节后边，中满缺盆肿项咽。

月事不调依此用，气噎如疟当时安。

【大肠（原[2]）】

合谷为原歧骨中，痹痿漏下热生风，

目视不明并齿痛，牙关口噤一针功。

【小肠】——经

阳谷为经侧腕中，癫疾狂走妄言惊，

热病过时汗不出，耳聋齿痛目眩针。

---

① 收：原作"刺"，天一阁本同，据《普济方》改。

② 原：原脱，天一阁本同，据《普济方》补。

【胃】——合

三里胃合膝下分，诸般疾病一般针。

须去日上如时下，方知世上有名人。

（辛） 手太阴肺之经

辛日：丙与辛合，肺引血出行。

辛日辛卯时肺为井（金）。

癸巳时肾为荥（水）。

乙未时肝为俞（木）。

丁酉时心为经（火）。

己亥时脾为合（土）。

辛丑时血纳包络。

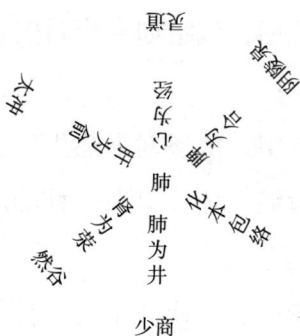

隐白

太白　丁酉时心为经　辛丑时血纳包络

乙未时肝为俞　肺　己亥时脾为合

癸巳时肾为荥　肺为井

少商

【肺】——井

少商肺井注心中，寒热咳逆喘胀冲。

饮食不下咽喉痛，三棱针刺血为功。

【肾】——荥

然谷肾荥内踝寻，喘呼少气足难行。

小儿脐风并口噤，神针并灸得安宁。

【肝】——俞

太冲肝俞本节后，腰引少腹小便脓。

淋沥足寒并呕血，漏下女子体①中疼。

【心】——经

灵道为经掌后真，心痛肘挛悲恐惊。

暴喑即使难言语，建时到后即宜针。

【脾】——合

阴陵泉穴脾之合，腹坚喘逆身难卧。

霍乱疝瘕及腰疼，小便不利针时过。②

（壬）足太阳膀胱之③经

壬日：丁与壬合，膀胱引气出行。

水原在午，水入火乡。

壬日壬寅时膀胱为井（水）。

甲辰时胆④为荥（木）。

---

① 体：底本和天一阁本作"本"，据《普济方》改。

② 霍乱……针时过：此二句据天正二年本补。

③ 之：原脱，天一阁本同，据《普济方》补。

④ 胆：原脱，天一阁本同，据《普济方》补。

丙午时小肠①为俞（火）。

并过本原京骨②穴，水原在午，水入火乡，故壬，丙子午相交也。

戊申时胃③为经（土）。

庚戌时大肠④合（金）。

壬子时气纳三焦，还原化本。

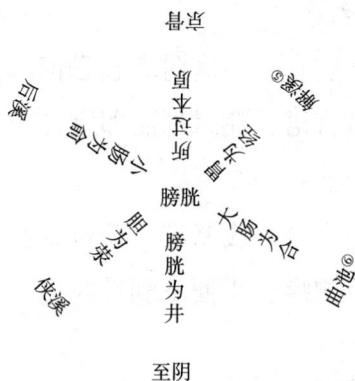

【膀胱】——井

至阴为井是膀胱，目生翳膜头风狂。

胸胁痛时依法用，小便不利热中伤。

【胆】——荥

侠溪胆荥小节中，胸胁胀满足难行。

---

① 小肠：原脱，天一阁本同，据《普济方》补。
② 京骨：原作"原骨"，天一阁本同，据《普济方》改。
③ 胃：原脱，天一阁本同，据《普济方》补。
④ 大肠：原脱，天一阁本同，据《普济方》补。
⑤ 解溪：原作"阳谷"，据天正二年本改。
⑥ 曲池：原作"三里"，据天正二年本改。

寒热目赤颈项痛，耳聋一刺便闻声。

【小肠】——俞

后溪为俞节陷中，寒热气疟目生筋。

耳聋鼻衄并喉痹，肘臂筋挛同用针。

【膀胱（原①）】

京骨为原肉际间，胻酸膝痛屈伸难。

目眦内赤头颈强，寒疟腰疼针下安。

【胃】——经

解溪穴是胃之经，腹胀胻肿脚转筋。

头痛霍乱面浮肿，大便下重也同针。

【大肠】——合

曲池为合肘外边，半身不遂语难言。

肘中痛急伸无力，喉痹针下也痊然。

附：手少阳三焦之经

三焦者，是十二经之根本，生气之原，主宣通荣卫，经历五脏六腑。

三焦与包络合为表里。

壬子时三焦关冲②为井（金）。

甲寅时为荥（水）。

丙辰时为俞（木）。

---

① 原：原脱，天一阁本同，据《普济方》补。
② 关冲：原作"开冲"，天一阁本同，据《普济方》改。

并过本原阳池。

戊午时为经（火）。

庚申时为合（土）。

壬戌时气入行。

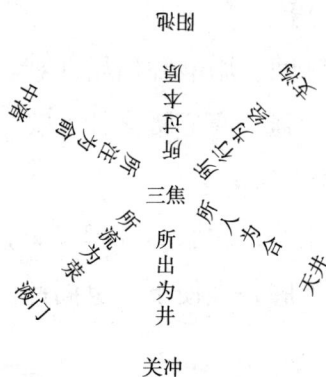

【金】——井

三焦之井号关冲，目生翳膜主头痛。

臂肘痛攻不能举，喉痹针刺取其灵。

【水】——荥

液门为荥次陷中，惊悸痫热共头痛。

目赤齿血出不定，三棱针刺即时灵。

【木】——俞

中渚为俞节后寻，热病头疼耳不闻。

目生翳膜咽喉痛，针入三分时下明。

【三焦（原）】

阳池为原腕表中，寒热如疟积心胸。

臂痛身沉难举步，一针当面有神功。

【火】——经

支沟为经腕后真，热病臂肘肿兼疼，

霍乱吐时并口噤，下针得气便醒醒。

【土】——合

天井为合肘外寻，风痹筋挛及骨疼。

咳嗽不食并惊悸，心胸气上即时针。

附：手厥阴心主[①]包络之经[②]

心主与三焦为表里。

癸丑时包络为井（木）。

乙卯时为荥（火）。

丁巳时为俞（土）。

己未时为经（金）。

辛酉时为合（水）。

【木】——井

中冲为井厥阴心，掌中烦热及头疼。

热病烦闷汗不出，舌强针时得自平。

---

① 心主：原作"心"，据天一阁本改。

② 之经：原脱，据《普济方》补。

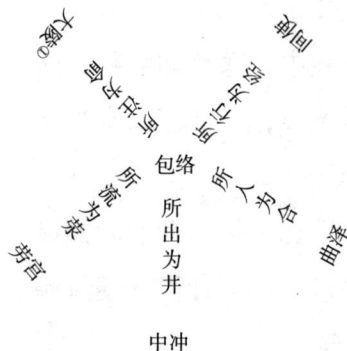

包络
所出为井
中冲

（所注为俞 大陵）（间使 所行为经）（劳宫 所溜为荥）（所入为合 曲泽）

【火】——荥

劳宫心荥手掌中，中风[2]挛痹口中腥。

狂笑癫疾同日用，气粗喘逆也须宁。

【土】——俞

大陵心俞腕后寻，喜笑悲哀气上冲。

目赤小便如赤色，狂言头痛建时中。

【金】——经

间使心经掌后间，心痛呕逆恶风寒。

热时咽痛并惊悸，神针邪忤也须安。

【水】——合

曲泽为合肘里存，心疼烦闷口干中，

肘臂筋挛多呕血，呼吸阴阳去病根。

---

① 大陵：原作"太溪"，据天正二年本改。

② 中风：原作"中气"，据天一阁本改。

（癸） 足少阴肾之经

癸日：戊与癸合，肾引血行。

癸日癸亥时肾为井（水）。

乙丑时肝为荥（木）。

丁卯时心为俞（火）。

己巳时脾为经（土）。

辛未时肺为合（金）

癸酉时血纳包络。

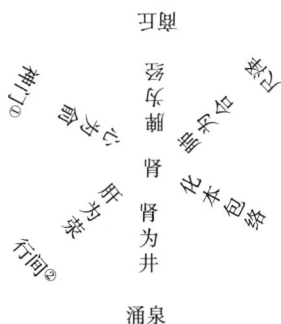

【肾】——井

涌泉为井肾中寻，大便秘结与心疼。

身热喘时同日刺，足寒逆冷也安平。

【肝】——荥

行间肝荥大指间，咳逆呕血更咽干。

---

① 神门：原作"行间"，据天正二年本改。

② 行间：原作"神门"，据天正二年本改。

腰痛心疼如死状，溺难寒疝下针安。

【心】——俞

神门心俞掌后寻，恶寒心疼不食中。

身热呕血多痫病，下针得刺有神功。

【脾】——经

商丘脾经踝下寻，腹胀肠鸣痛作声。

身寒逆气并绝子，血气轮流此处存。

【肺】——合

尺泽肺合在肘中[①]，手挛风痹气冲胸。

咳嗽口舌干喉痛，五子元建法中寻。

五行造化歌

甲犹草木芽初出，乙屈知同离上生。

原因壬癸为胎气，翻成十干五行亨[②]。

---

① 肘中：原作"肘下"，据天一阁本改。
② 亨：原作"享"，据天一阁本改。

附　录

六十六穴阴阳二经相合相生养子流注歌①

【甲时】

甲时窍阴、前陷谷，丘墟、阳溪、委中续；

己合隐白、鱼际连，太溪、中封、少海属。

甲与己合，己合甲。

甲胆窍阴（井木）

咳逆弗能息，转筋耳不闻；

心烦并舌强，穴在窍阴分。

小肠前谷（荥火）

热病汗不出，痰疟及强癫；

白翳生于目，刺其前谷痊。

胃陷谷（输土）

面目浮虚肿，身心怯振寒；

须针陷谷穴，休作等闲看。

---

① 六十六穴阴阳二经相合相生养子流注歌：据《针灸聚英》卷四补录。疑原属"井荥歌诀六十首"内容。高武按语说："上六十六穴歌，窦桂芳原有七言叶句（指七韵），今录五言者，便于记诵也。其治证相同耳。"

丘墟（原）

痿厥身难转，髀枢痛不苏；

胕酸并脚痹，当下刺丘墟。

大肠阳溪（经金）

狂言如见鬼，热病厥烦心，

齿痛并疮疥，阳溪可下针。

膀胱委中（合水）

腰肿不能举，髀枢脚痹风；

委中神应穴，针下便亨通。

【乙时】

乙时大敦、少府始，太白、经渠、阴谷止；

庚合商阳与通谷，临泣、合阳合三里。

乙与庚合，庚合乙。

乙肝大敦（井木）

卒疝小便数，亡阳汗似淋；

血崩脐腹痛，须向大敦针。

心少府（荥火）

水气胸中满，多惊恐惧人；

肘挛并掌热，少府效如神。

脾太白（输土）

烦心连脐胀，呕吐及便脓；

霍乱脐中痛，神针太白攻。

肺经渠（经金）

膨膨而喘嗽，胸中痛及挛；

暴痹足心热，经渠刺得安。

肾阴谷（合水）

脐腹连阴痛，崩中漏下深；

连针阴谷穴，一诀值千金。

【丙时】

丙时少泽、内庭、三①、腕骨、昆仑、阳陵泉；

辛合少商、然谷穴，太冲、灵道、阴陵泉。

丙与辛合，辛合丙。

丙小肠少泽（井火）

云翳覆瞳子，口干舌强时；

寒疟汗不出，少泽莫迟疑。

胃内庭（荥土）

四肢厥逆冷，胸烦肚腹膜；

齿龋咽中痛，当针足内庭。

大肠三间（俞金）

肠鸣并洞泄，寒疟及唇焦；

三间针入后，沉疴立便消。

腕骨（原）

迎风流冷泪，瘫痪及黄躯；

---

① 三：三间之义。

腕骨神针刺，千金价不如。

膀胱昆仑（经水）

脚腕痛如裂，腰尻疼莫任；

昆仑如刺毕，即便免呻吟。

胆阳陵泉（合木）

冷痹身麻木，遍身筋骨疼，

阳陵神妙穴，随手便安宁。

【丁时】

丁时少冲、大都先，太渊、复溜并曲泉；

壬合至阴、侠、后溪，京骨、解溪、曲池边。

丁与壬合，壬合丁。

丁心少冲（井火）

少阴多恐惊，冷痰潮腹心；

乍寒并乍热，宜向少冲针。

脾大都（荥土）

伤寒汗不出，手足厥而虚；

肿满并烦呕，大都针便除。

肺太渊（俞金）

缺盆中引痛，喘息病难蠲；

心痛掌中热，须当针太渊。

肾复溜（经水）

五淋下水气，赤白黑黄青；

腹胀肿水蛊，宜于复溜针。

肝曲泉（合木）

血瘕并癃闭，筋挛痛日深；

咽喉脐腹胀，应验曲泉针。

【戊时】

戊时厉兑、二[①]、束骨，冲阳、阳辅、小海入；

癸合涌泉、行间滨，神门、商丘兼尺泽。

戊与癸合，癸合戊。

戊胃厉兑（井土）

寒热无心食，恶风多恐惊；

胃家诸孔穴，厉兑最精英。

大肠二间（荥金）

喉闭牙齿痛，心惊鼻衄腥；

口喎连额肿，二间刺安宁。

膀胱束骨（俞水）

腰背腘如结，风寒目眩眬；

要痊如此疾，束骨穴中穷。

冲阳（原）

腹脐如结硬，口眼忽歪斜；

狂病弃衣走，冲阳穴内佳。

胆阳辅（经木）

节痛无常处，诸风痹莫作；

---

① 二：二间之义。

胆经虽六穴，阳辅效如神。

小肠小海（合火）

头项痛难忍，腹脐痛莫禁，

若还逢此疾，小海便宜针。

【己时】

己合甲。

己脾①隐白（井土）

足寒并暴泄，月事过其时；

隐白脾家井，详经可刺之。

肺鱼际（经金）

衄血喉中燥，头疼舌上黄；

伤寒汗不出，鱼际一针康。

肾太溪（俞水）

溺黄并尿血，咳嗽齿牙难；

疟癖诸湿痹，太溪针便安。

肝中封（经木）

绕脐腹走疼，身体及顽麻；

疝引腰间痛，中封刺可瘥。

心少海（合火）

目眩连头痛，发强呕吐涎；

---

① 脾：底本无，据上下文义补。

四肢不能举，少海刺①安然。

【庚时】

庚合乙。

庚大肠商阳（井金）

耳聋并齿痛，寒热往来攻；

痰疟及中满，商阳刺便通。

膀胱通谷（荥水）

积结留诸饮，晾晾目不明；

头风并项痛，通谷可回生。

胆临泣（输木）

妇人月事闭，气喘不能行；

囟骨合巅痛，须针临泣安。

合谷（原）

热病连牙痛，伤寒汗过期；

目疼风口禁，合谷穴中推。

小肠阳谷（经火）

耳鸣颊颔肿，胁痛发在阳；

阳谷迎经刺，如神助吉祥。

胃三里（合土）

四体诸虚损，五劳共七伤；

胻酸连膝肿，三里刺安康。

---

① 刺：底本无，据上下文义补。

【辛时】

辛合丙。

辛肺少商（井金）

膨膨腹胀满，咳逆共喉风；

五脏诸家热，少商针有功。

肾然谷（荥水）

妇人长不孕，男子久遗精；

洞泄并消渴，连针然谷荥。

肝太冲（输木）

小便淋沥数，心胀步难行；

女子崩中漏，太冲须细看。

心灵道（经火）

卒中不能语，心疼及恐悲；

问云何所治，灵道穴偏奇。

脾阴陵泉（合土）

腹中寒积冷，膈下满吞酸；

疝癖多寒热，阴陵刺即安。

【壬时】

壬合丁。

壬膀胱至阴（井水）

心烦足下热，小便更遗精；

谁知至阴穴，能教死复生。

胆侠溪 （荥木）

耳聋颊颔肿，走注痛无常；

胸胁连肢满，侠溪可料量。

小肠后溪 （俞火）

癫痫并项强，目赤翳还生；

一刺后溪穴，神功妙不轻。

京骨 （原）

髀枢足腑痛，腰背苦难禁；

只可刺京骨，休于别处寻。

胃解溪 （经土）

膝劳连腑骨，霍乱共头风；

一刺解溪穴，狂癫亦有功。

大肠曲池 （合金）

半身麻不遂，两臂痛难支；

汗后多余热，宜针手曲池。

【癸时】

癸合戊。

癸肾涌泉 （井水）

胸中脏结热，遍体复黄痿；

诸厥并无子，涌泉当夺魁。

肝行间 （荥木）

厥逆四肢冷，膝头肿莫当；

遗尿并目疾，行间要消详。

心神门（俞火）

咽干不嗜食，心痛及狂悲；

痴呆兼呕血，神门刺莫违。

脾商丘（经土）

身寒苦太息，痔病共脾虚；

但见如斯证，商丘刺便除。

肺尺泽（合金）

手臂拘挛急，四肢暴肿时；

口干劳咳嗽，尺泽善扶持。

每遇阳干合，刺三焦；遇阴干合，刺心包络。

阳干关冲、液门静，中渚、阳池、支沟并。

阴干中冲、劳宫前，大陵、间使、曲泽并。

【阳干】

三焦关冲（井荥）

目中生翳膜，舌上发焦干；

霍乱心胸噎，关冲刺即安。

液门（荥水）

手臂痛寒厥，妄言惊悸昏；

偏头疼目眩，当以液门论。

中渚（输木）

热痛时无汗，咽喉肿有疮；

如逢肩背重，中渚刺安康。

阳池（原）

手腕难持物，如因打损伤；

阳池针刺后，疼痛应时康。

支沟（经火）

胁疼牵筋痛，伤风哑痹喉；

明医须识此，疾早刺支沟。

天井（合土）

瘰疬并风疹，上气痛冲心；

瘿疭兼惊悸，当于天井寻。

【阴干】

包络中冲（井木）

一身如火热，满腹痛连心；

医法当遵治，中冲急下针。

劳宫（荥火）

衄血并黄疸，胃翻心痛攻；

大便兼尿血，急急刺劳宫。

大陵（输土）

善笑还悲泣，狂言病莫禁；

心胸如热闷，当下大陵针。

间使（经金）

呕吐卒心痛，心悬悬若饥；

失心语不出，间使实能医。

曲泽（合水）

逆气身潮热，烦心唇口干；

问君何以治，曲泽下针安。